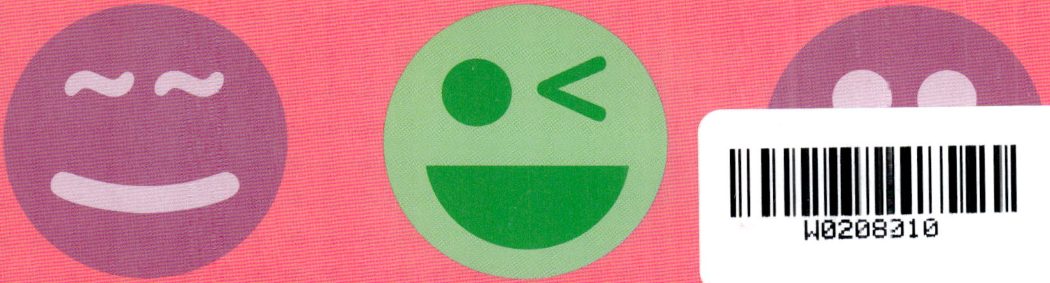

W0208310

Mon BODY Book

Nathan

L'édition originale de ce livre est parue sous le titre *100% ME* en 2009
chez Dorling Kindersley Limited, à Londres.
Copyright © 2008 Dorling Kindersley Ltd., société du Groupe Penguin.
Tous droits réservés. Aucune partie de cette publication ne pourra être reproduite, sous quelque forme que ce soit, sans l'autorisation expresse et préalable de l'éditeur.

Écrit et édité par Elinor Greenwood et Alexander Cox
Conçu graphiquement par Claire Patané, Rachael Smith, Clémence de Molliens, Hedi Gutt, Gemma Fletcher, Sadie Thomas, Emma Forge, Tom Forge et Clare Harris
Direction éditoriale : Bridget Giles
Direction artistique : Rachael Foster

Édition française © NATHAN 2009, Canada exclu

Traduite par Delphine Billaut
Réalisée par Françoise Caille
Mise en pages par Sylvie Daudré
Éditée par Véronique Herbold *et* Cristina Prepelita

Avec les conseils du Dr Wollner, *pédiatre*

N° d'éditeur : 10157091
ISBN : 978-2-09-252455-8
Dépôt légal : juin 2009

www.nathan.fr

Imprimée en Chine par Leo Paper Products Ltd.

L'éditeur tient à remercier les personnes suivantes, qui ont autorisé la reproduction de leurs photos.
(h = haut, b = bas, c = centre, e = extrêmité, g = gauche, d = droite)

Alamy Images : Elmtree Images 57cdh ; Foodfolio 42cd, 94bd ; D. Hurst 42bg ; Mode Images Limited/Richard Gleed 28-29 (arrière-plan). **Corbis :** Darama 74cg ; Peter M. Fisher 51bg ; Lawrence Manning 26 (arrière-plan), 27 (arrière-plan), 76 (arrière-plan), 77 (arrière-plan) ; Mika/Zefa 88-89 ; Redlink 49cgb ; Emma Rian/Zefa 34d ; Gregor Schuster/Zefa 30-31 (arrière-plan). **DK Images :** Simon Brown 41ebg. **Getty Images :** Photographer's Choice/Jacobs Stock Photography 17cdb ; Photonica/Gregor Schuster 8-9b, 62-63b ; Riser/Tom Fowlks 82-83 ; Science Faction/William Radcliffe 58c, 59c ; Stone/Francesco Reginato 74h (arrière-plan) ; Stone/Tim Flach 9hd, 63hd ; Stone+/Matthias Clamer 72-73 ; Taxi/Andy Reynolds 84-85 ; Taxi/Walter Wick 66c. **Carrie Love :** 44g, 45d. **PunchStock :** Corbis 32-33, 52-53 ; Digital Vision/B2M Productions 51bd ; Digital Visions/Jessica Wedvick 61cb, 94ebg ; Pixland 21hc, 36bg ; Stockbyte 6-7 (arrière-plan), 38-39 (arrière-plan), 60-61 (arrière-plan). **Science Photo Library :** John Bavosi 55c, 95bg. **Shutterstock :** 3d_kot 86 (boutons), 78bd ; Aliciahh 86bg, 86bd, 86cgh, 86cgb, 86cdh, 86cdb ; Michael D. Brown 87bd, 87hg ; Drawperfect 58bg, 58cg, 59cg ; Fee Graphic 96 ; Christos Georghiou 59bd ; Viktor Gmyria 87cgb ; Sabri Deniz Kizil 12cdh ; Georgijevic Miroslav 48cgb ; Monkey Business Images 4bg ; MatUlrich 18hd, 19hd ; Pepita 57ecgh.
Toutes les autres images ©Dorling Kindersley. Pour plus d'informations, voir : www.dkimages.com

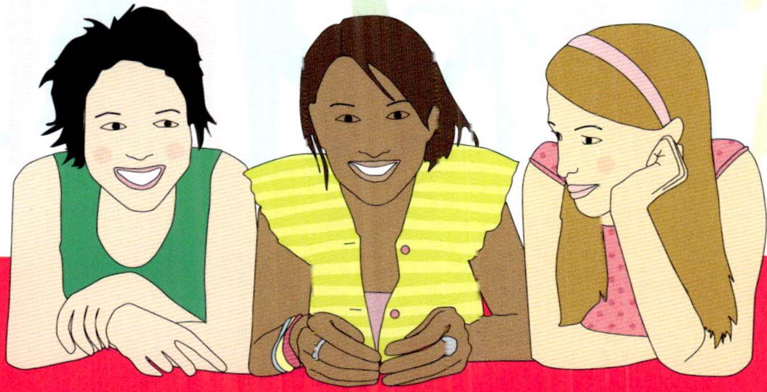

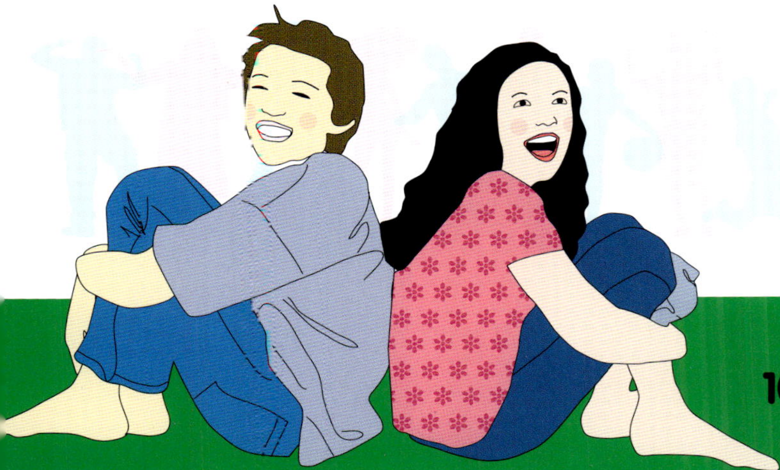

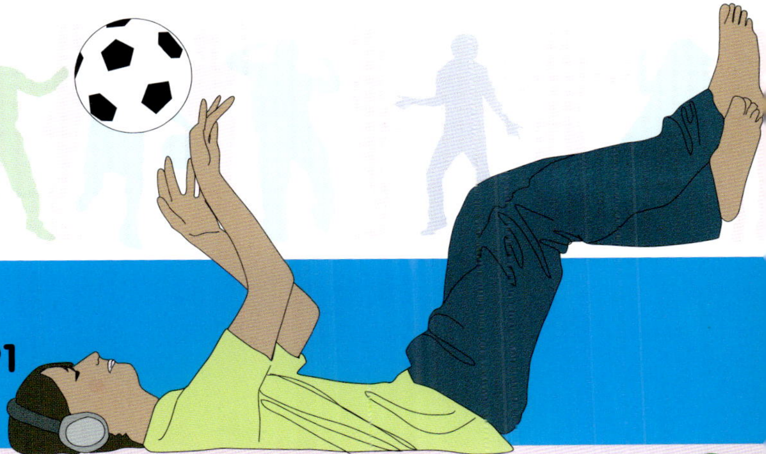

Introduction

Mon Body book est fait pour toi qui approches de la puberté ou qui es déjà entré(e) dans cette période. Tu vas passer de l'enfance à l'adolescence et tu peux avoir des coups de blues, des disputes avec les parents et dix mille tracas que te cause ton corps en pleine transformation. Rassure-toi, tu sais que tout le monde passe par là !
En tournant les pages de ce livre, tu trouveras toutes les réponses et le réconfort dont tu as besoin pour rester zen.

Le corps, les émotions, l'amour… Ce guide t'expose tout ce que tu dois connaître pour affronter la vie, avec des quiz amusants et des illustrations toniques. Comme ce livre concerne à la fois les filles et les garçons, dans leurs ressemblances et leurs différences, tu pourras aussi découvrir la puberté de l'autre sexe.

Mon Body book, c'est avant tout **ton *Body book* !**

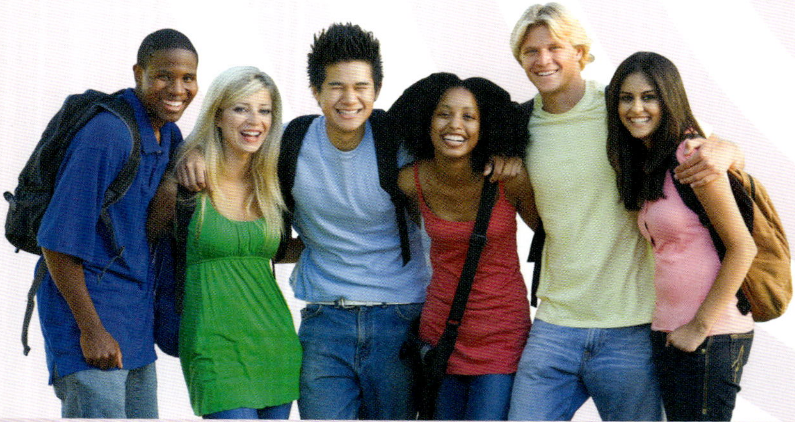

Ton livre : mode d'emploi

Les filles et les garçons traversent la puberté de façon différente. Ce livre te propose donc trois chapitres : le premier à 100 % pour les filles, le deuxième mixte et le troisième à 100 % pour les garçons.

100 % FILLE

Dans ce premier chapitre, tu apprendras tout ce qu'il faut savoir sur les seins, les règles, les hormones, sur le fonctionnement du corps féminin, mais aussi sur les émotions et les sujets d'inquiétude des filles.

Pages 6 – 37

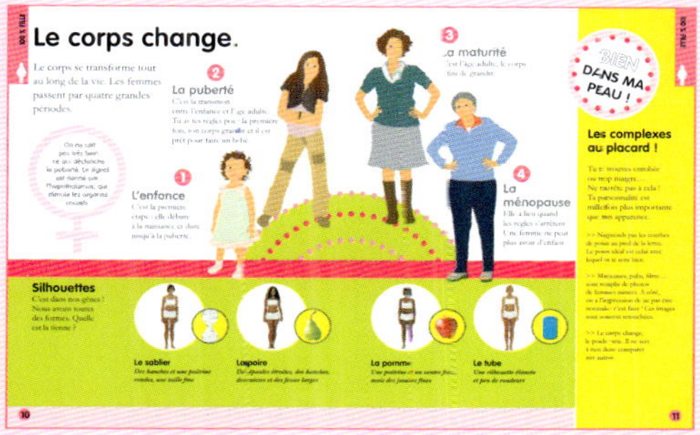

100 % MOI

Dans le deuxième chapitre, tu apprendras comment se conçoivent les enfants ou comment agir face à certains problèmes tels que l'acné ou l'anorexie. Tous les thèmes abordés ici concernent les filles autant que les garçons.

Pages 38 – 59

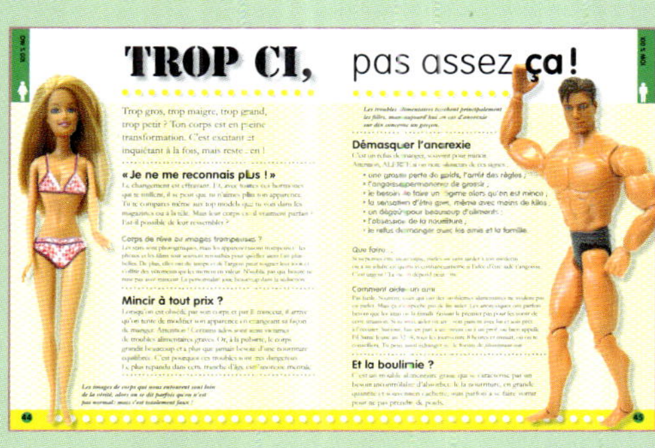

100 % GARÇON

Dans le troisième chapitre, tu apprendras tout sur le rasage, la mue, les hormones masculines, les érections… tout sur le corps des garçons, sans oublier leurs émotions et leurs sujets d'inquiétude.

Pages 60 – 91

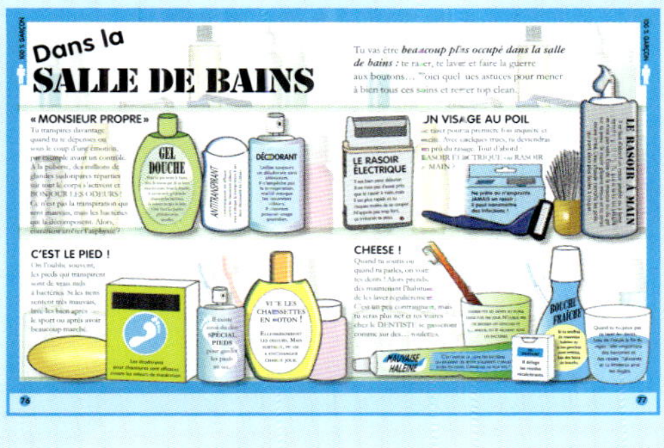

100 % fille

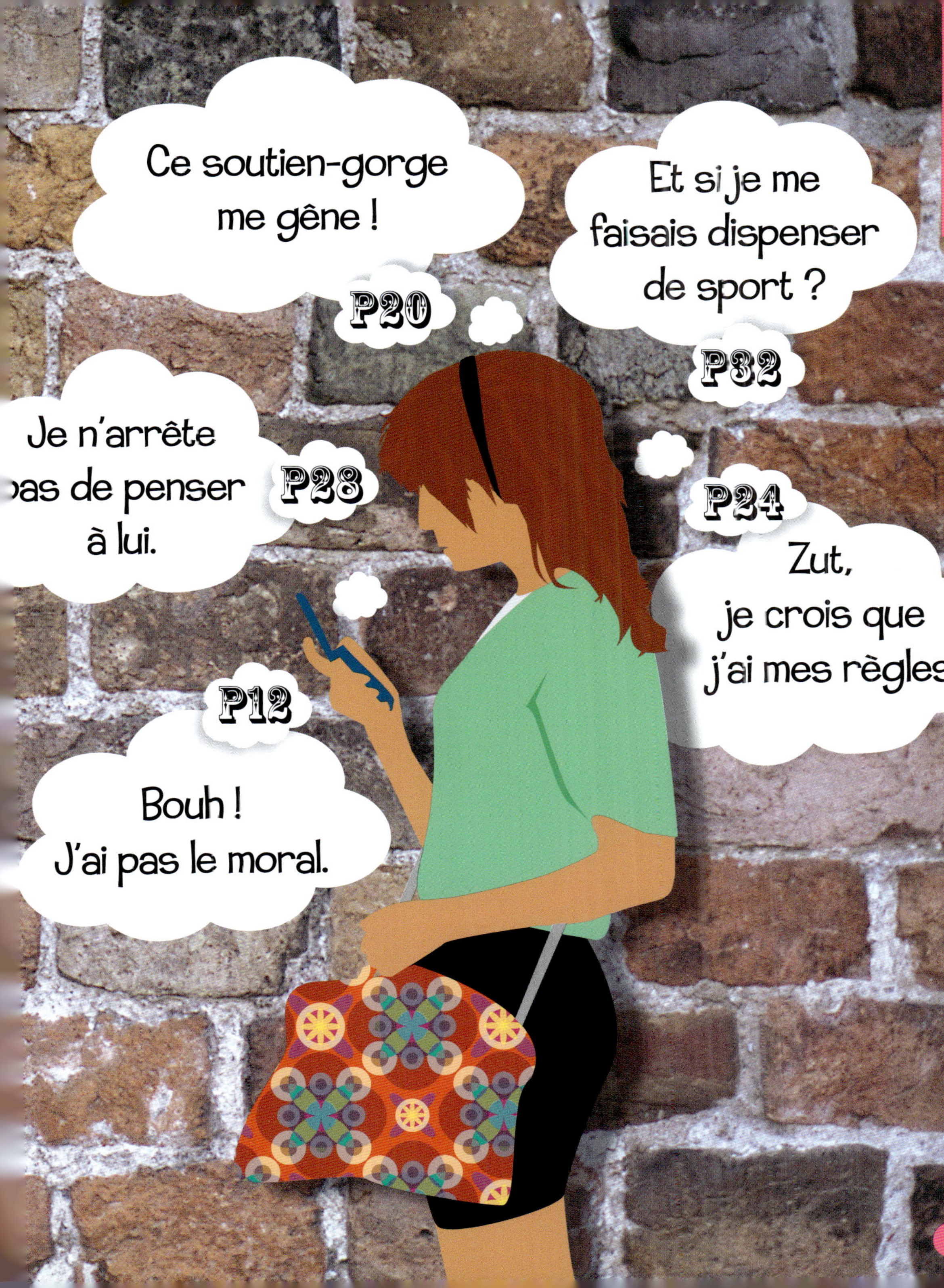
Ce soutien-gorge me gêne !
P20
Et si je me faisais dispenser de sport ?
P32
Je n'arrête pas de penser à lui.
P28
P24
Zut, je crois que j'ai mes règles.
P12
Bouh ! J'ai pas le moral.

Pourquoi les filles sont des *filles* ?

Les filles et les garçons, ce n'est pas pareil. Alors, qu'est-ce qui nous distingue ? Physiquement, nous avons des points communs, mais aussi quatre grandes différences.

1 Les hormones

Les œstrogènes et la progestérone sont les hormones sexuelles féminines à l'origine des changements pendant la puberté. Avec d'autres hormones, elles contrôlent le cycle menstruel : c'est un travail d'équipe !

2 Les organes sexuels

Contrairement aux garçons, les filles ont leurs organes sexuels à l'intérieur du corps : ovaires, trompes, utérus et vagin. Elles ont aussi des seins, qui peuvent produire du lait pour nourrir un bébé.

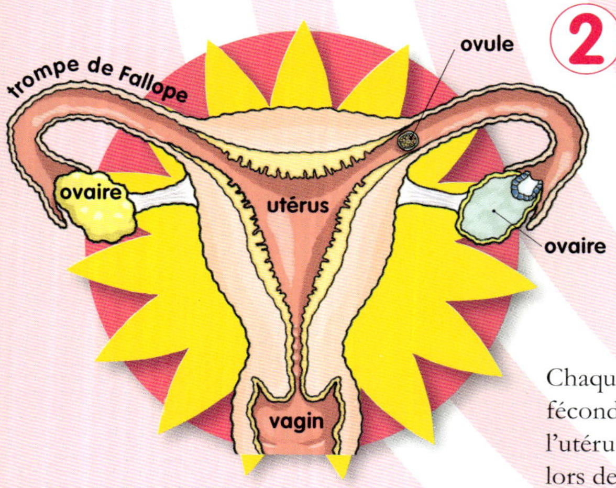

Chaque mois, les ovaires libèrent un ovule. S'il est fécondé par un spermatozoïde, il va grandir dans l'utérus et devenir un bébé. Sinon, il est éliminé lors des règles (voir pages 24-25).

3 Le cerveau

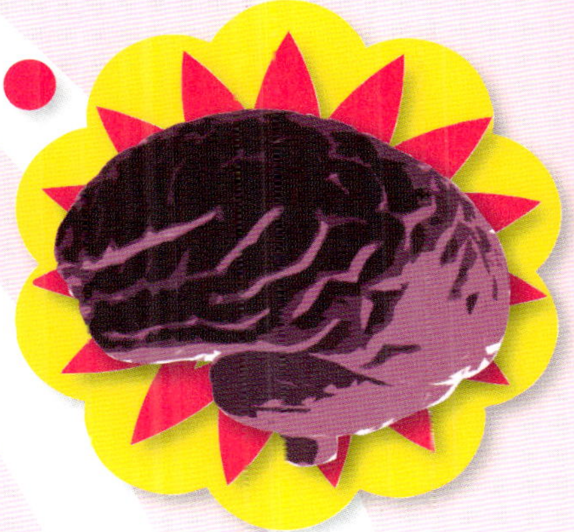

Côté cerveau, les scientifiques cherchent depuis longtemps des différences entre les filles et les garçons.

Et ils en ont trouvé ! Le cerveau des filles est plus petit (ça ne joue pas sur l'intelligence, c'est prouvé, désolée pour les garçons !). Et, à la puberté, il est mature avant celui des garçons (mais ils rattrapent assez vite leur retard).

4 Les chromosomes

Les chromosomes sexuels font partie des 23 paires de chromosomes qui se trouvent dans chacune des cellules de ton corps. Ils ont la forme d'une lettre, X ou Y, et déterminent ton sexe. Tu hérites d'un chromosome de chacun de tes parents. Si tu reçois deux X, tu es une fille ; un X et un Y, tu es un garçon.

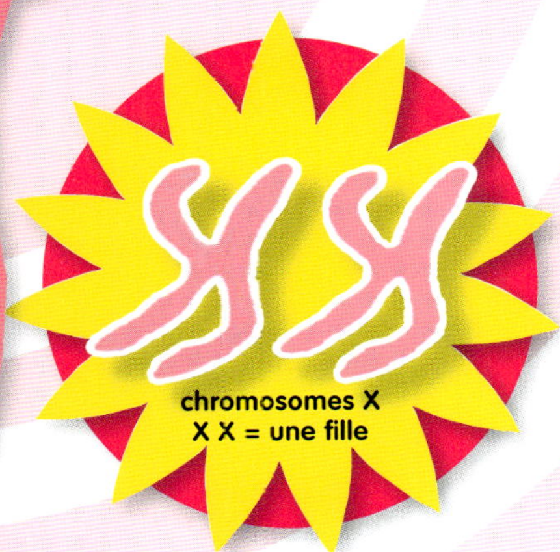

Chaque cellule de ton corps contient une paire de chromosomes XX. En clair, toutes tes petites cellules (plus de 100 000 milliards) savent que tu es une fille !

Le corps change.

Le corps se transforme tout au long de la vie. Les femmes passent par quatre grandes périodes.

On ne sait pas très bien ce qui déclenche la puberté. Le signal est donné par l'hypothalamus, qui stimule les organes sexuels.

1

L'enfance

C'est la première étape : elle débute à la naissance et dure jusqu'à la puberté.

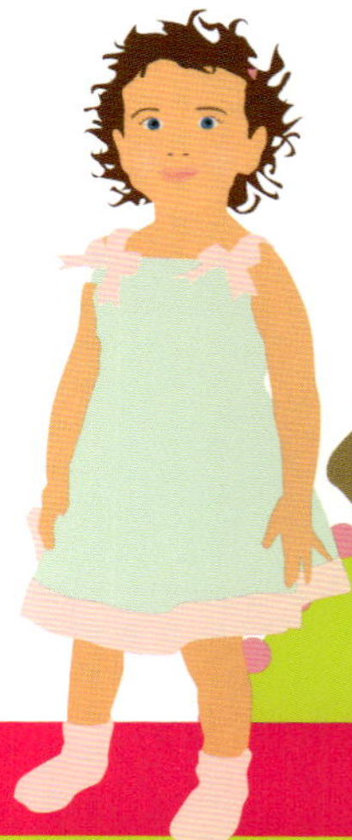

2

La puberté

C'est la transition entre l'enfance et l'âge adulte. Tu as tes règles pour la première fois, ton corps grandit et il est prêt pour faire un bébé.

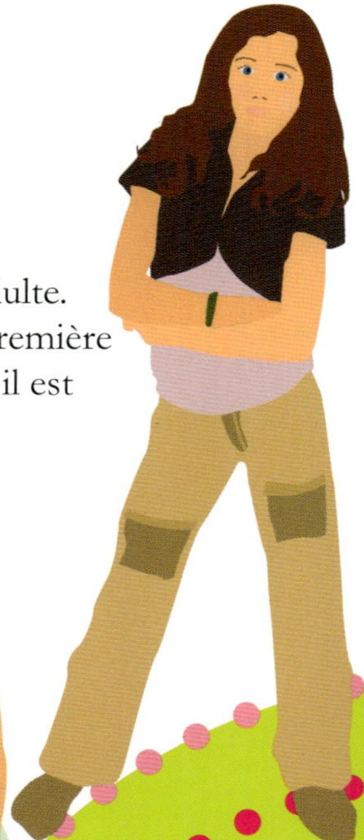

Silhouettes

C'est dans nos gènes ! Nous avons toutes des formes. Quelle est la tienne ?

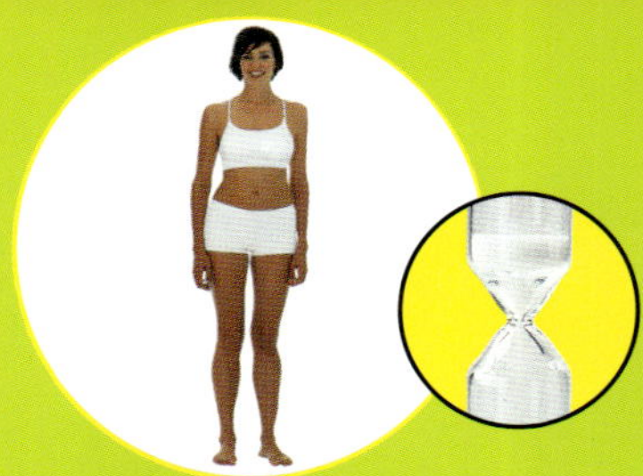

Le sablier

Des hanches et une poitrine rondes, une taille fine

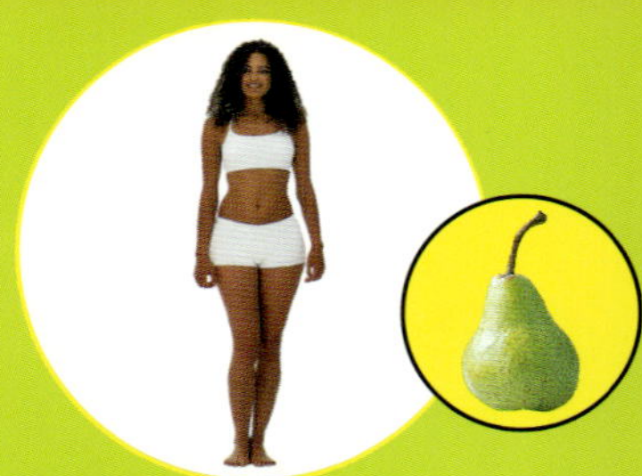

La poire

Des épaules étroites, des hanches, des cuisses et des fesses larges

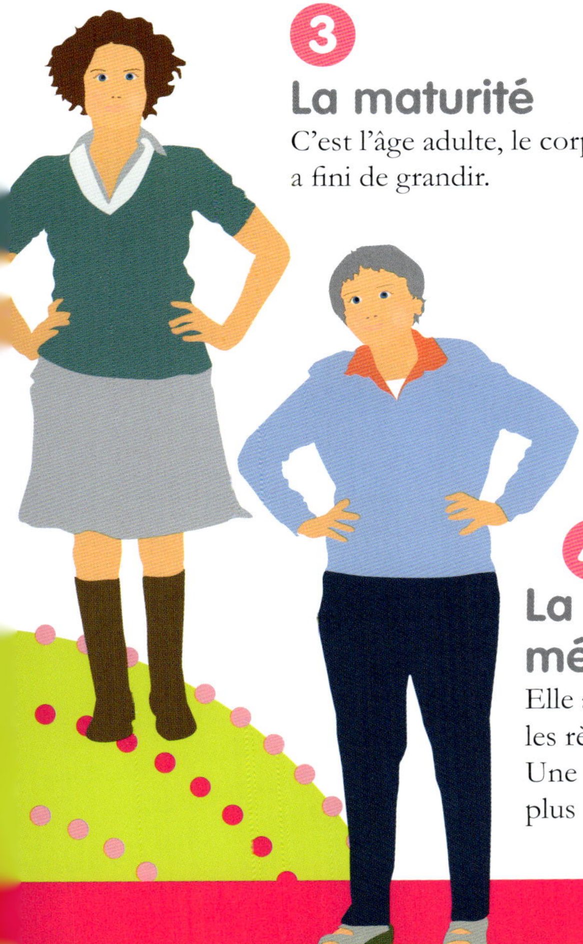

3 La maturité

C'est l'âge adulte, le corps a fini de grandir.

4 La ménopause

Elle a lieu quand les règles s'arrêtent. Une femme ne peut plus avoir d'enfant.

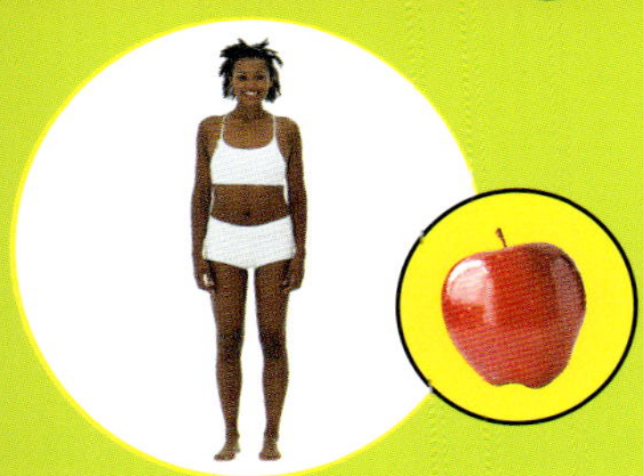

La pomme

Une poitrine et un ventre forts, mais des jambes fines

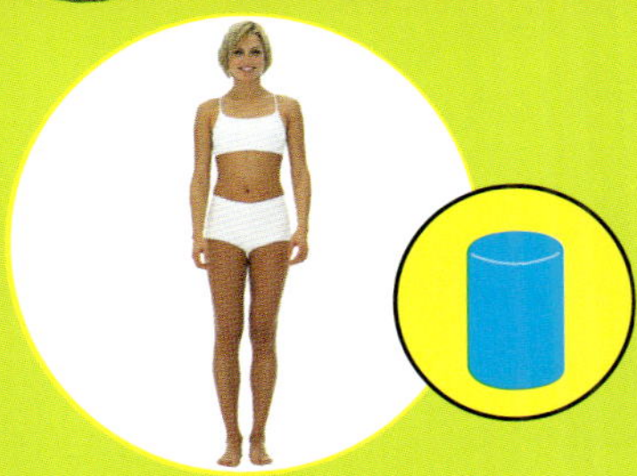

Le tube

Une silhouette élancée et peu de rondeurs

BIEN DANS MA PEAU !

Les complexes au placard !

Tu te trouves enrobée ou trop maigre… Ne t'arrête pas à cela ! Ta personnalité est mille fois plus importante que ton apparence.

>> Ne prends pas les courbes de poids au pied de la lettre. Le poids idéal est celui avec lequel tu te sens bien.

>> Magazines, pubs, films… sont remplis de photos de femmes minces. À côté, on a l'impression de ne pas être normale : c'est faux ! Ces images sont souvent retouchées.

>> Le corps change, le poids varie. Il ne sert à rien de se comparer aux autres.

Tout vient du cerveau.

LES HORMONES

Qu'est-ce qui déclenche la puberté ?

1 Un gène met la machine en route.

2 Il réveille les HORMONES, qui déclenchent les changements de la puberté.

3 Impossible de revenir en arrière !

4 Pars à la découverte de tes hormones…

L'***hypophyse*** et les ***ovaires*** forment une vraie usine à hormones. À la puberté, ils passent à la vitesse supérieure, ce qui bouleverse ton corps et parfois aussi ton humeur.

Tu sais que…
Les hormones sont des messagers chimiques. Elles disent à tes cellules quand et comment agir.

Tu sais que…
Pleurer, tomber amoureuse…, c'est aussi une question d'hormones !

Tu sais que…
Trente hormones différentes se partagent le travail, contrôlent le sommeil, la température, la faim…

5 **La GnRH** (gonadolibérine) est fabriquée dans l'hypothalamus, situé dans la partie inférieure du cerveau : elle intervient pendant toute la puberté.

6 **L'hormone de croissance** est produite par l'hypophyse : comme son nom l'indique, elle fait grandir !

7 **Les œstrogène** hormones sexuelles féminines issue des ovaires, participent aux changements du corps.

DES FILLES

Pour le savoir, suis ce parcours !

BIENVENUE DANS L'USINE À HORMONES !

L'hypophyse envoie des hormones aux ovaires pour les mettre en route. Les ovaires diffusent alors d'autres hormones vers le reste du corps : c'est un signal qui amorce le changement.

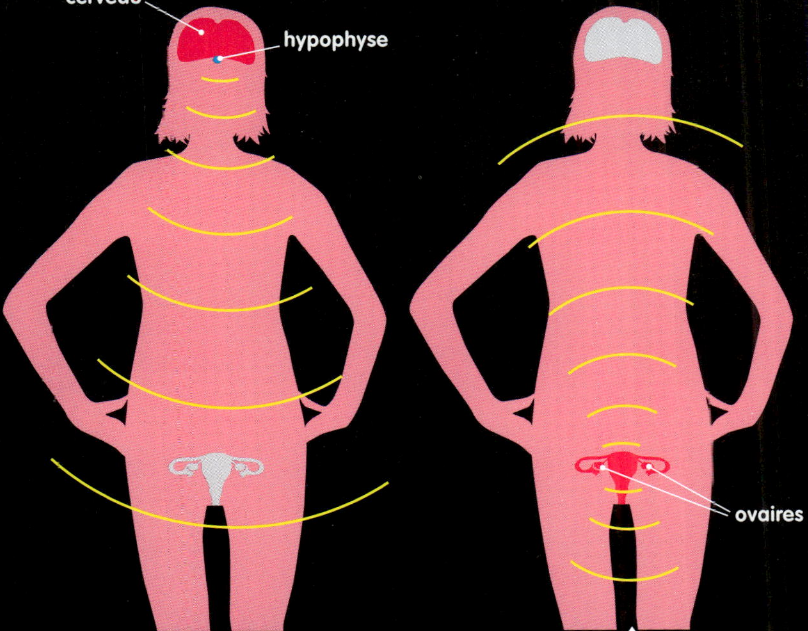

La progestérone, elle aussi sécrétée par les ovaires, agit avec les œstrogènes. Elle contrôle le cycle menstruel et donc les règles.

9 Et voilà comment ton corps change…

10 — âge moyen 11 ans ½

Les seins commencent à pointer entre 8 et 14 ans.

11 — âge moyen 11 ans

Apparition des poils pubiens entre 9 et 15 ans

12 — âge moyen 12 ans

Pic de croissance entre 8 et 14 ans

13 — âge moyen 12 ans ½

Le corps **s'arrondit** entre 8 et 15 ans.

14 — âge moyen 13 ans

Des poils poussent sous les **aisselles** entre 10 et 16 ans.

15 — âge moyen 13 ans

Les **règles** arrivent entre 10 et 16 ans.

16 — âge moyen 15 ans

Les **seins** ont une taille **adulte** entre 12 et 19 ans.

FILLE > FEMME

DÉPART

La puberté peut débuter à tout âge entre 8 et 13 ans, en moyenne à 11 ans ½.

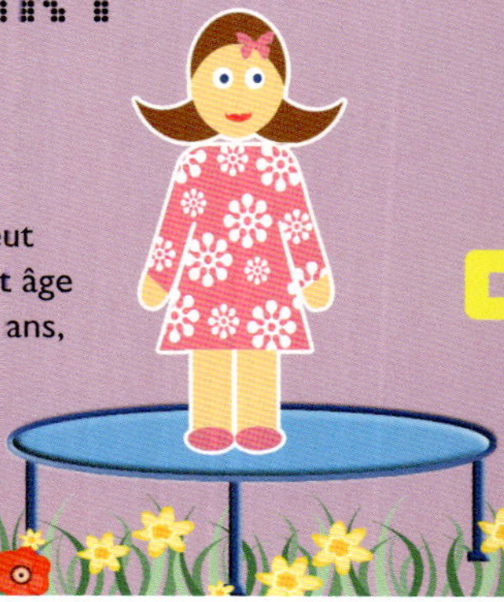

Tu sais qu'elle va bientôt commencer quand tu te mets à grandir plus vite.

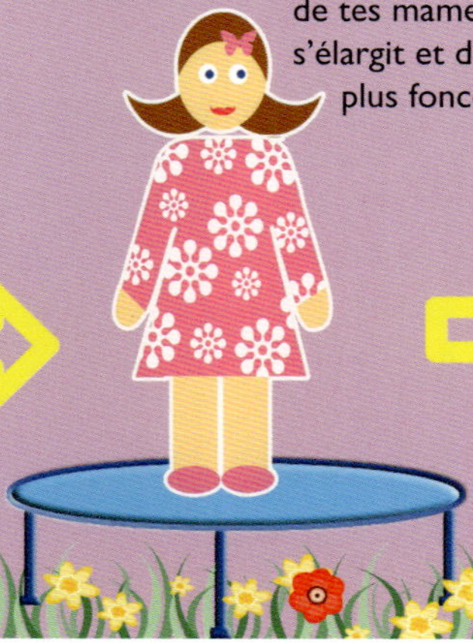

La peau autour de tes mamelons s'élargit et devient plus foncée.

Les hormones ! Alerte !

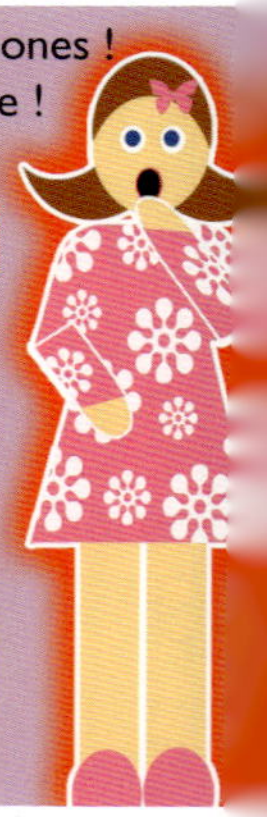

Les règles peuvent être douloureuses, et dans ce cas tu ne te sens pas très bien.

Tu éprouves des sentiments amoureux.

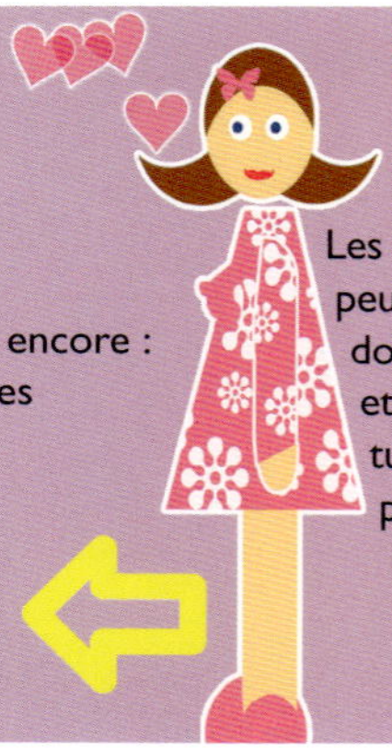

Tes seins poussent encore : regarde-les de profil.

Ta peau est grasse. Tu commences à transpirer : si cela te gêne, utilise un déodorant.

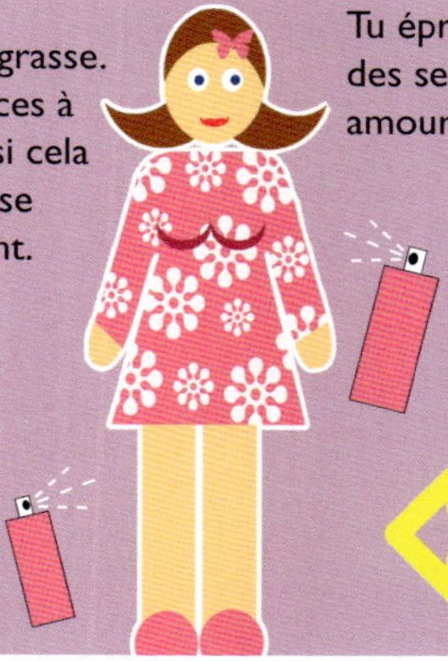

Oh non, des BOUTONS ! Ils sont parfois très visibles…

… surtout avant les règles.

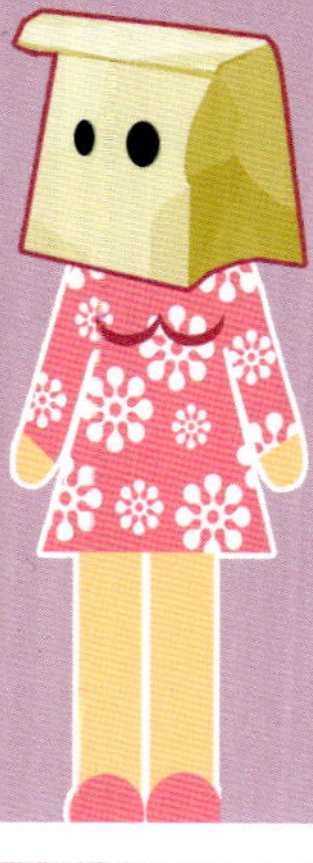

Tu prends des formes : la graisse s'installe sur tes hanches, tes fesses et tes cuisses.

Toutes les filles n'ont pas la même silhouette ni la même poitrine. Certaines ont des petits seins, d'autres des moyens ou des gros.

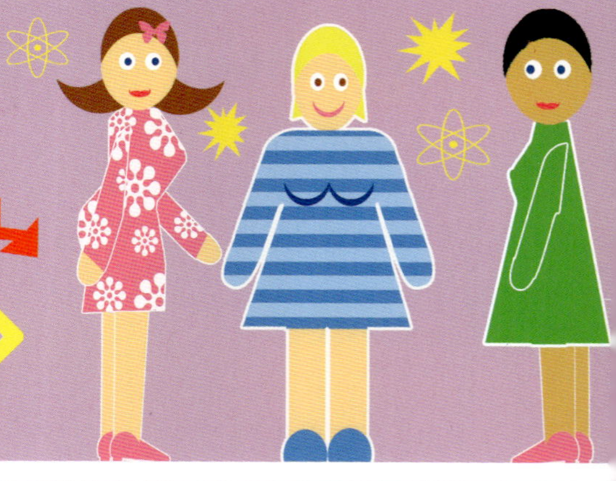

La ***puberté*** est parfois une ***période difficile.*** Il est donc utile de savoir comment elle se passe. Suis les ***flèches*** pour en découvrir les ***étapes*** : ce sont des indications générales. À chacune son rythme !

Tes mamelons pointent et tes seins commencent à se développer.

Quelques poils longs et fins poussent sur ton sexe : ce sont les premiers poils pubiens.

À tout moment, des poils peuvent aussi apparaître sous tes aisselles ; cela prend parfois plusieurs mois, même plusieurs années.

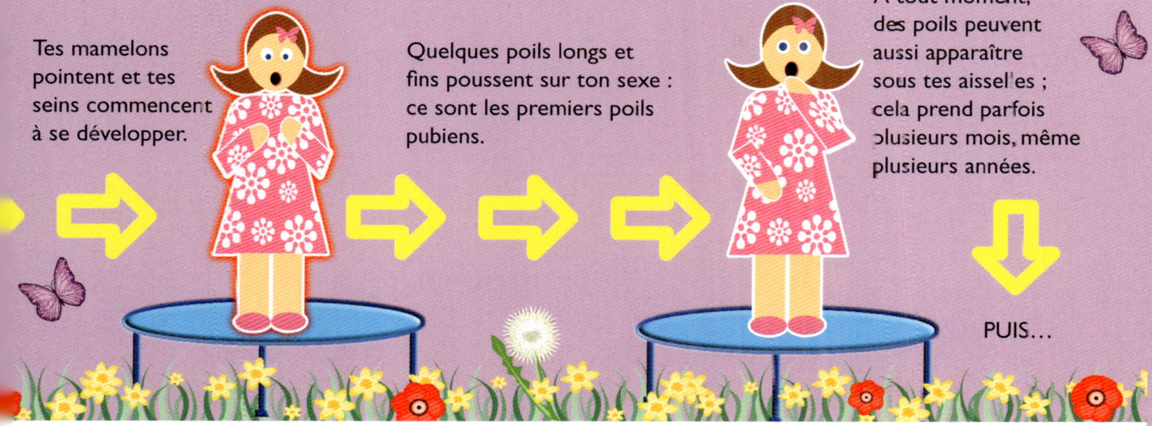

PUIS…

arriver à tout moment.

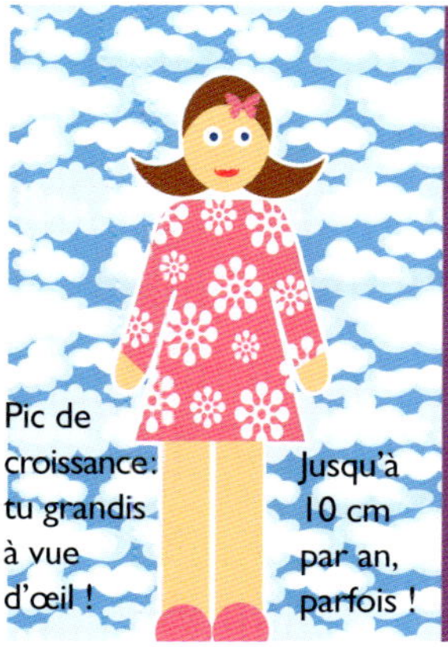

Pic de croissance: tu grandis à vue d'œil !

Jusqu'à 10 cm par an, parfois !

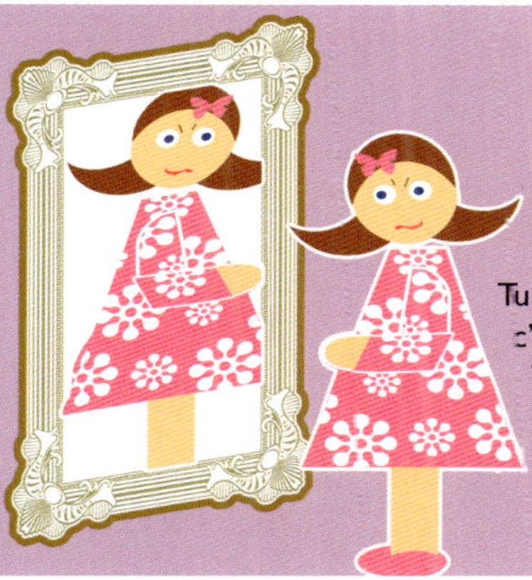

Tes seins commencent à s'arrondir.

Tu grossis un peu, c'est normal. Tu t'affineras à l'étape suivante…

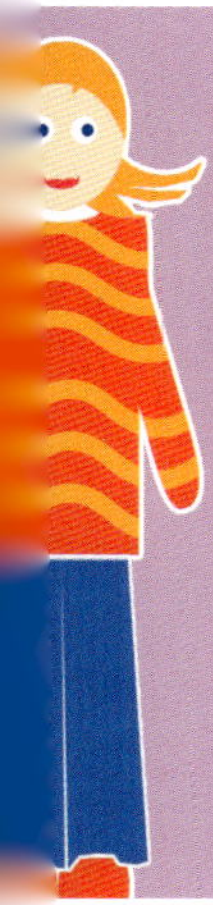

Tu es émotive ou vite contrariée ? C'est sans doute la faute aux hormones !

ARRIVÉE…
c'est gagné !

Il y a des avantages à être plus grande. Profites-en.

Vrrroum!

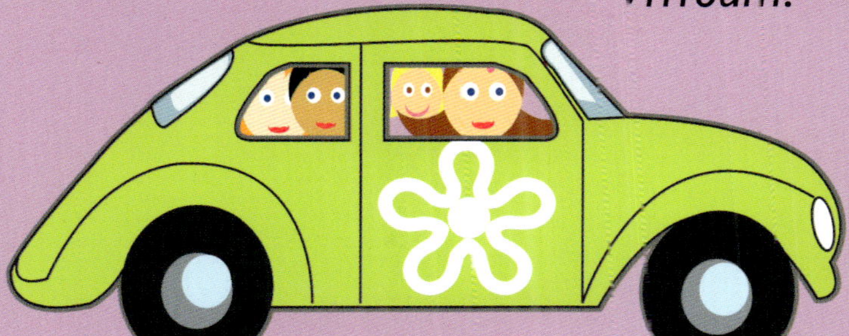

Grandir

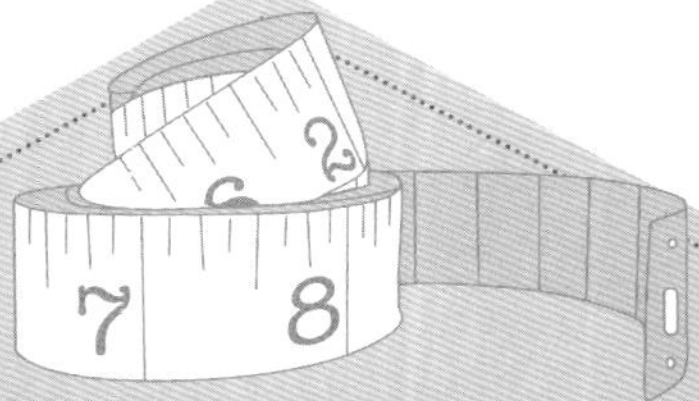

Tu es en pleine ***puberté.*** Ça veut dire que ton corps change : ***tu vas devenir une femme.*** Mais comment ça se passe ? Qu'est-ce qui change ? Et à quoi ressembleras-tu après ces transformations ?

Les seins

- Ils mettent en moyenne deux à trois ans pour pousser.
- Si la puberté débute tôt, leur croissance peut ralentir, voire s'arrêter quelques années, alors qu'ils sont encore aux premiers stades.
- Pince doucement un sein entre le pouce et l'index, s'il y a plus d'un centimètre de peau, ils ont commencé leur croissance et ta puberté a démarré.

Suis-je normale ?

Tu as l'impression de grandir trop vite, ou pas assez ? En te regardant dans la glace, tu te demandes si tu es comme les autres ? Observe autour de toi : chaque personne est unique. À chacune son rythme de croissance !

+ de poitrine !

Le développement de la poitrine est la première étape de la puberté, c'est aussi la plus sympathique ! Selon l'échelle de Tanner, on distingue 5 stades.

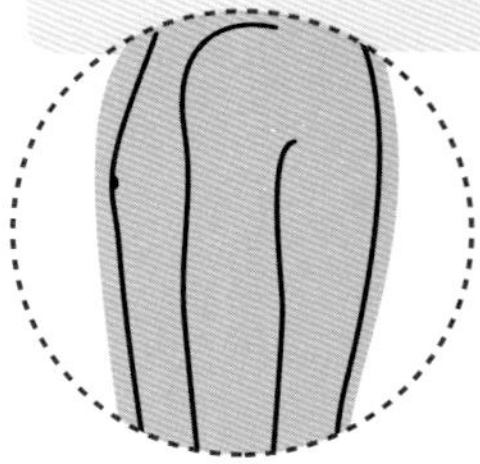

Stade 1

Avant la puberté, les seins sont plats.

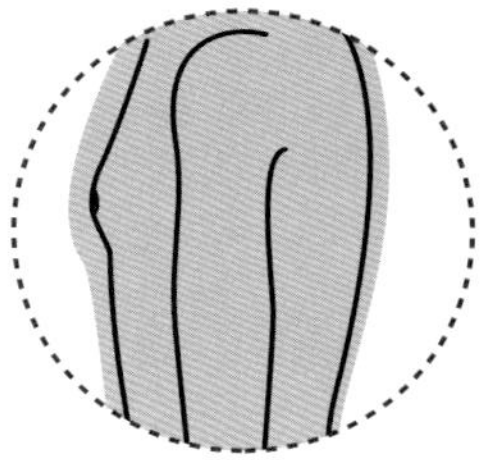

Stade 2

Une petite boule apparaît sous le mamelon : c'est le bourgeon mammaire. La partie située tout autour, appelée aréole, s'élargit.

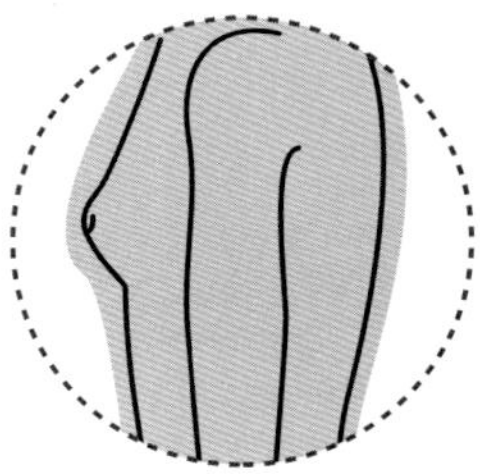

Stade 3

Sein et aréole grandissent, mais le mamelon ne pointe pas encore.

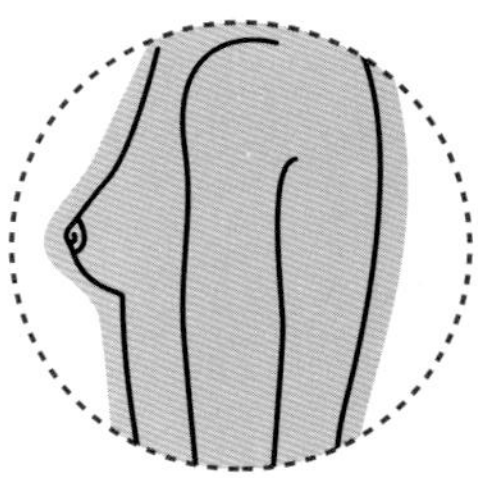

Stade 4

L'aréole et le mamelon commencent à pointer (certaines filles sautent cette étape).

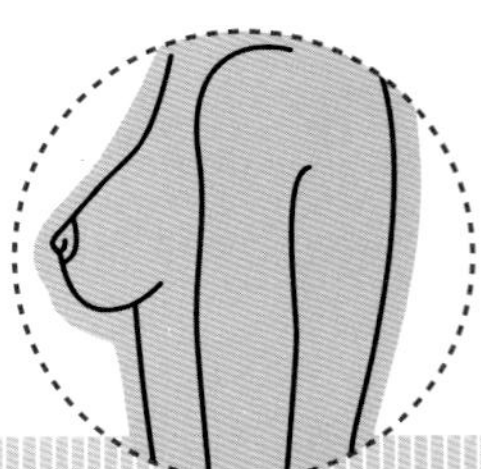

Stade 5

Les seins sont de taille adulte. Désormais, seul le mamelon pointe, l'aréole se replace au niveau du sein

+ de poils !

Les poils pubiens et ceux des aisselles peuvent commencer à pousser avant la puberté, car ils ne sont pas commandés par les œstrogènes, mais par la testostérone. Voici les stades définis par Tanner.

Stade 1
Pas de poils pubiens.

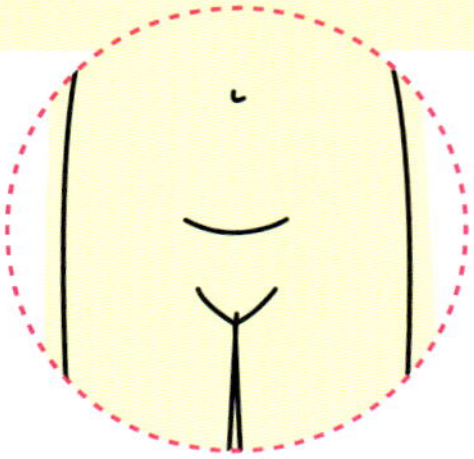

Stade 2
Des poils apparaissent çà et là sur le pourtour des grandes lèvres. Ils sont foncés, raides ou légèrement frisés.

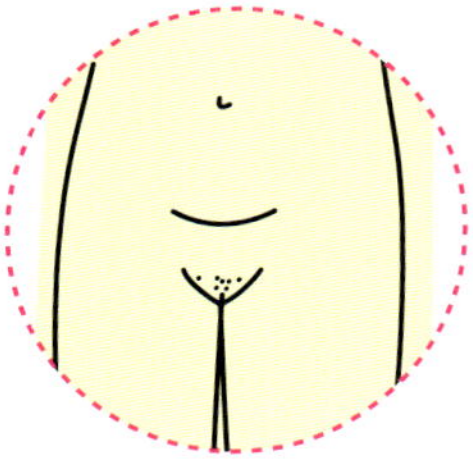

Stade 3
Les poils foncent et frisent un peu plus. Ils s'étendent sur une partie du pubis.

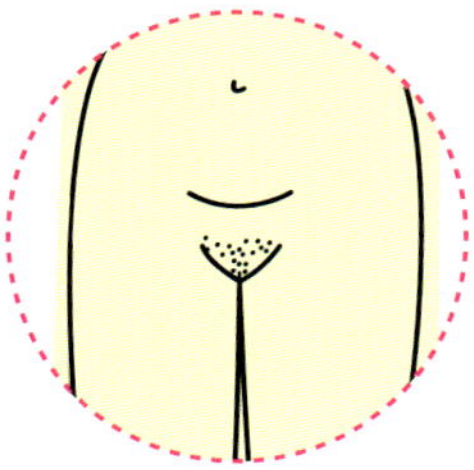

Stade 4
Les poils sont plus épais et ressemblent à ceux d'une adulte, mais ils vont encore s'étendre.

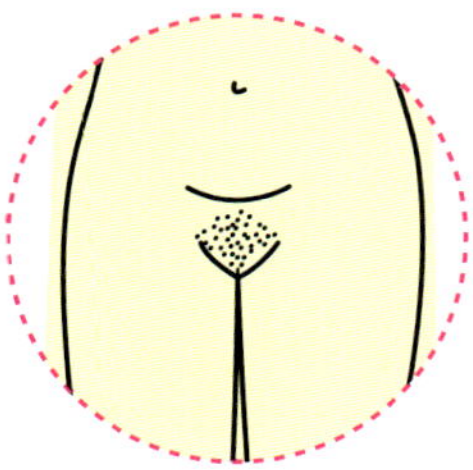

Stade 5
Leur quantité et leur aspect sont définitifs. Ils dessinent un triangle.

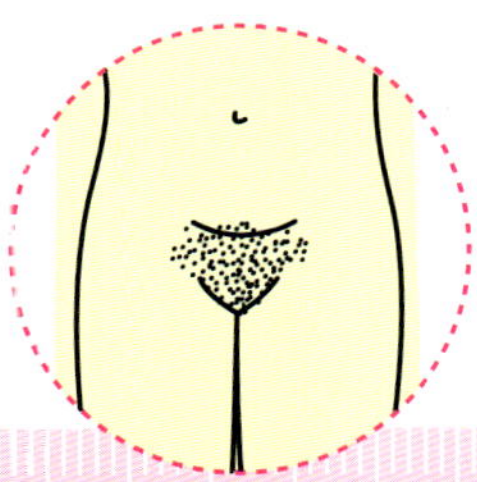

+ grande !

Avant la puberté, tu prenais environ 5 cm par an, mais maintenant, tu grandis de 7 à 9 cm chaque année ! Chez les filles, ce pic de croissance se produit le plus souvent à 12 ans. Tu vas peut-être dépasser les garçons, qui te dépasseront à leur tour deux ou trois ans plus tard (pendant leur pic à eux).

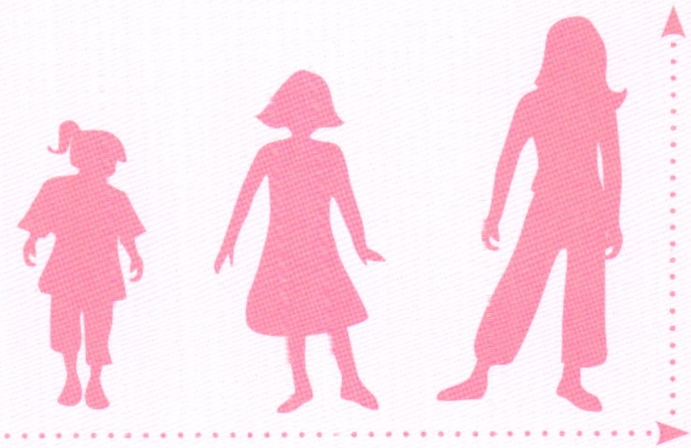

Il y a de grandes chances pour que tu ressembles à l'un de tes parents.

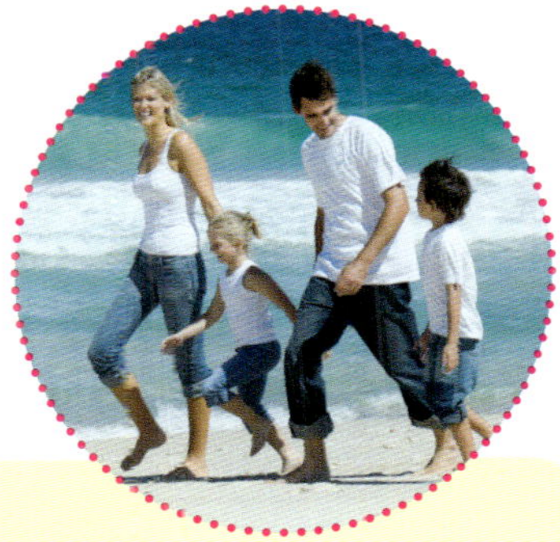

C'est dans tes gènes !

On ne choisit pas son apparence, elle est fixée depuis la conception. Tu as hérité des gènes de tes parents, qui déterminent en grande partie ta silhouette, la couleur de tes yeux et de tes cheveux, tes taches de rousseur… et ta taille adulte.

Tout sur les *seins*

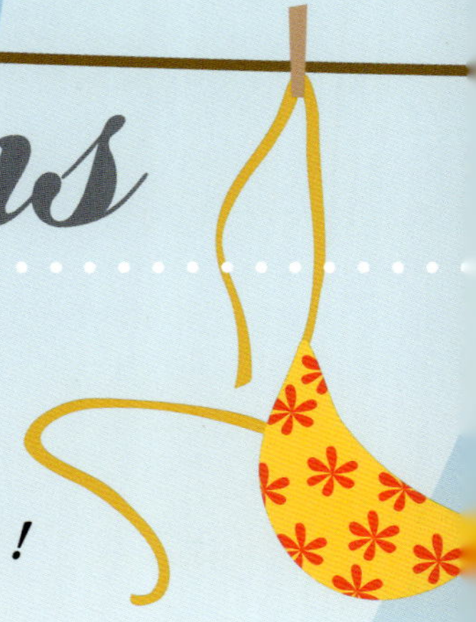

À la puberté, les seins pointent leurs mamelons ! ***Petits ou gros,*** attendus avec impatience ou redoutés, ce sont deux bosses dont on se fait parfois une montagne. ***Les seins, c'est pour la vie !***

Quand se développent-ils ?

Leur croissance peut débuter à tout moment entre 8 et 13 ans. À chacune son rythme ! Ne sois pas désespérée si, à 11 ans, ta meilleure amie a déjà des seins épanouis alors que les tiens sont encore plats : la nature fera son œuvre, et tu auras toi aussi une poitrine d'adulte.

Des seins, pourquoi ?

Les seins font partie du système reproducteur : si un jour tu as un bébé, tes seins produiront du lait pour le nourrir.

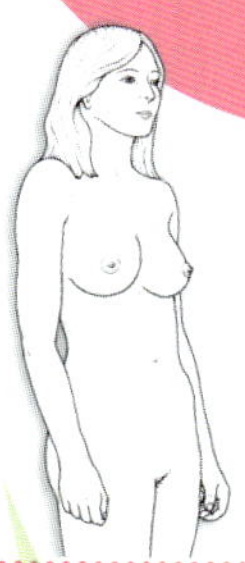

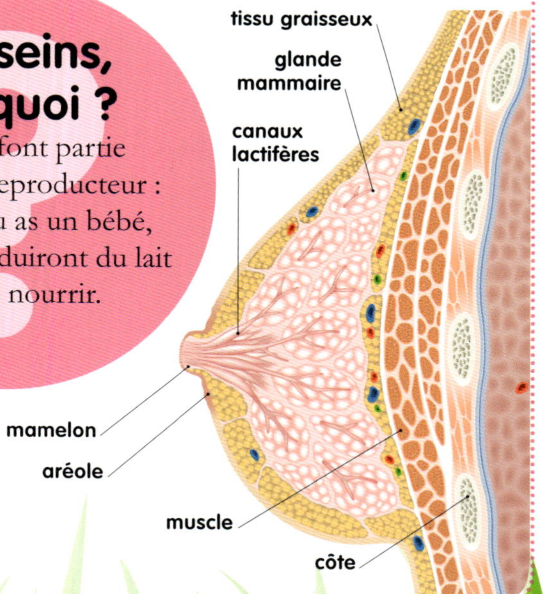

Un duo *de choc*

Tu adores ta nouvelle poitrine ? Ou tu n'y fais pas attention ? Certaines filles sont complexées par leurs seins. On peut être gênée parce qu'on a une poitrine volumineuse (pour s'allonger sur le ventre, pour courir…) ou on se sent moins féminine parce qu'on a des petits seins. Mais, quelle que soit leur taille, il faut apprendre à les aimer.

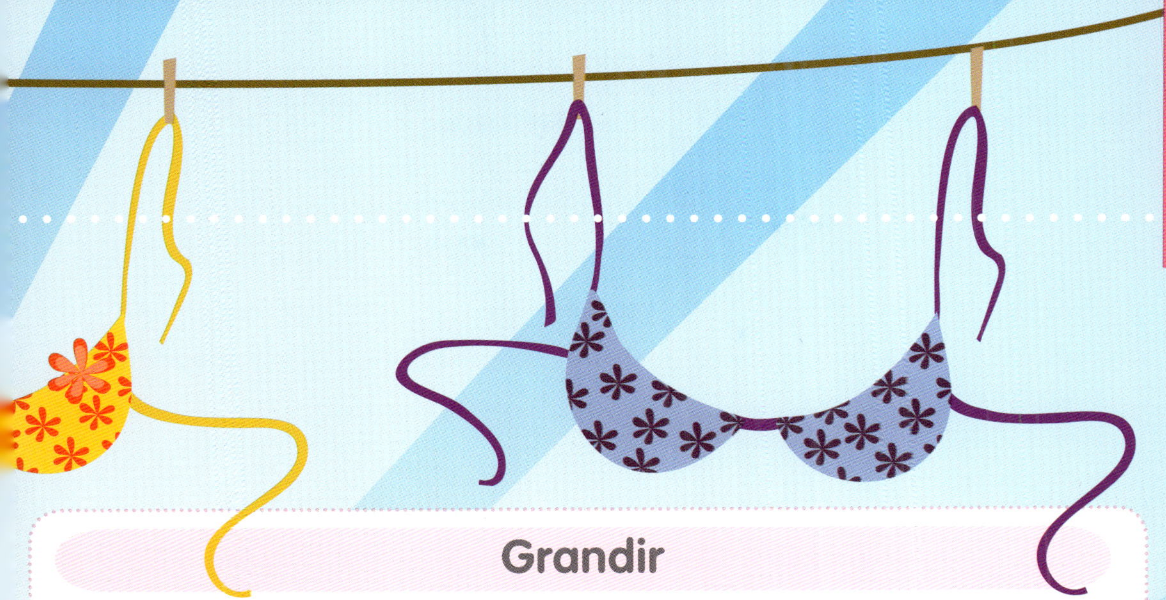

Grandir

Question	Réponse
Un sein qui grossit plus vite que l'autre ?	No stress… La différence va s'effacer peu à peu. Si ce n'est pas le cas et que tu as un sein un peu plus gros que l'autre, tu es probablement la seule à le remarquer !
Des seins douloureux ou sensibles ?	Normal ! Cette sensibilité est due aux hormones. Elle apparaît surtout avant et pendant les règles.
Des sortes de bosses à l'intérieur ?	En général, c'est normal. Mais, si ça te préoccupe, n'hésite pas à en parler à ta maman, au médecin ou à l'infirmière scolaire.
Des seins vraiment gros ?	Le reste de ton corps va sans doute suivre et grandir à son tour. C'est vrai qu'il existe une maladie appelée « macromastie de la puberté ». Elle est très rare, mais tu peux en parler au médecin si tu es inquiète.
Des petites vagues bizarres sur les seins ?	Ce sont des vergetures. Quand les seins grossissent, elles peuvent se dessiner à la surface. Elles s'estomperont avec le temps.
Des mamelons qui ne pointent pas ?	À l'adolescence, on a souvent des mamelons plats : ils ne pointent que plus tard. Quand ils sont rétractés, on parle de mamelons « ombiliqués » ; cela arrive aussi chez les garçons. Voilà, tu es faite comme de nombreuses femmes (environ 10 %) !
Des poils autour des mamelons ?	Hommes et femmes ont souvent de longs poils foncés autour des mamelons. Tu peux retirer les tiens à la pince à épiler.

Choisir son soutien-gorge

Au début, l'achat d'un soutien-gorge est ***déroutant.*** Le choix est vaste, et il n'est pas simple de trouver ***la bonne taille :*** on dit d'ailleurs que près de huit femmes sur dix portent des modèles inadaptés. Grâce à ce guide, tu pourras acheter un soutien-gorge confortable : ***c'est essentiel pour te sentir à l'aise !***

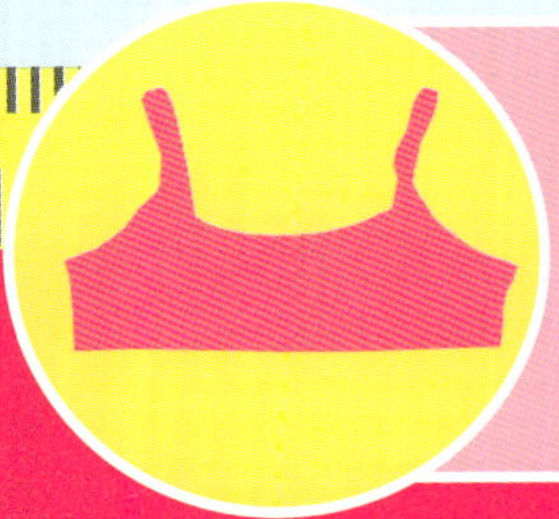

<< Le premier soutien-gorge

Ta poitrine bourgeonne à peine, mais tu as très envie de porter un soutien-gorge ! Choisis une taille AA ou une brassière sans bonnets. Fais ton achat dans une grande surface, un grand magasin, ou entre dans ta première boutique de lingerie…

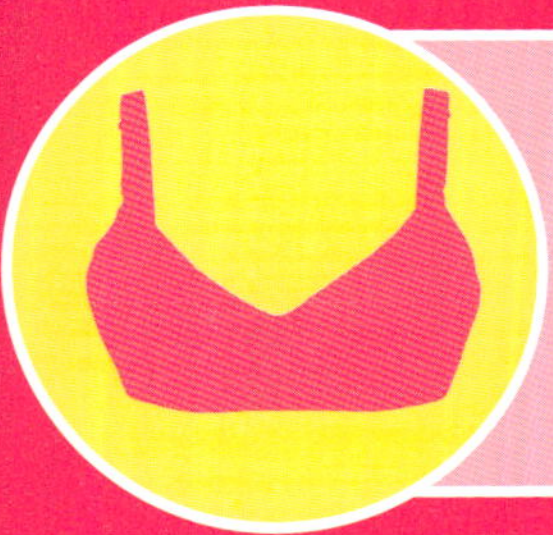

<< Sans armatures

Décliné dans différentes matières et épaisseurs, ce type de soutien-gorge est à la fois souple et confortable, mais il n'offre pas toujours un maintien suffisant. Tout dépend du volume de tes seins.

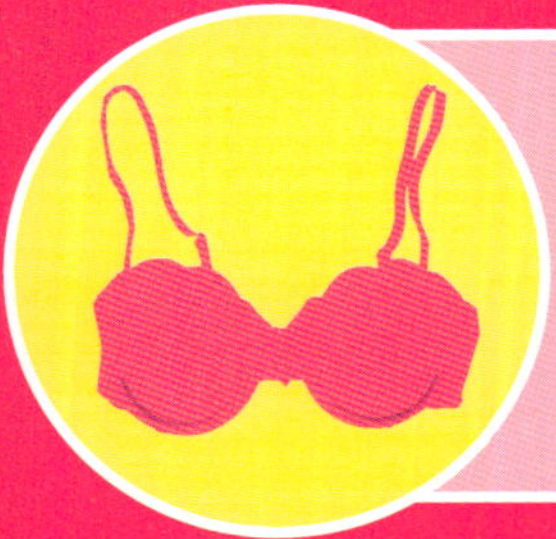

<< Avec armatures ou push-up ?

Ces modèles sont déconseillés par de nombreux médecins. Ils compriment les seins et gênent la circulation sanguine et lymphatique des glandes mammaires.

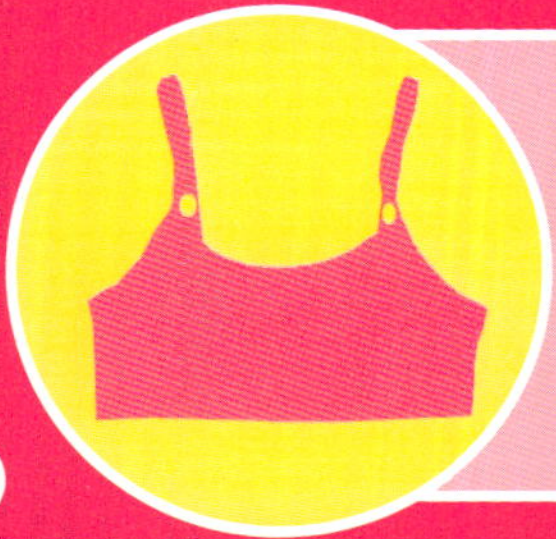

<< De sport

C'est une bonne solution pour commencer. Sans bonnets, il est très confortable. Souvent bien aéré, il offre aussi un excellent maintien. Si tu as une poitrine généreuse, choisis un modèle avec des bonnets moulés.

Essayage

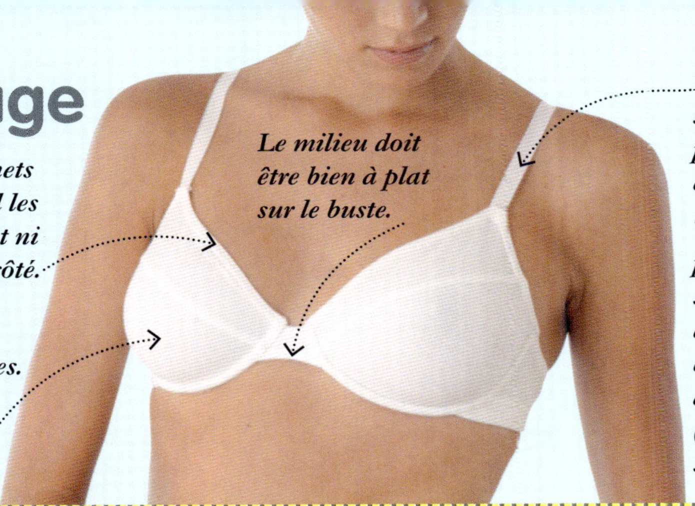

La taille des bonnets est correcte quand les seins ne débordent ni en haut ni sur le côté.

Les bonnets doivent rester lisses. S'ils font des plis, ils sont trop grands.

Le milieu doit être bien à plat sur le buste.

Les bretelles sont réglables pour ajuster chaque côté.

Tu dois pouvoir passer deux doigts sous la bande élastique à l'arrière, et elle doit se placer au milieu de ton dos (sans remonter ni s'affaisser).

Dans les boutiques de lingerie, on te conseillera un modèle adapté à ta taille. Mais c'est bien mieux de prendre tes mesures toi-même. Voici la méthode.

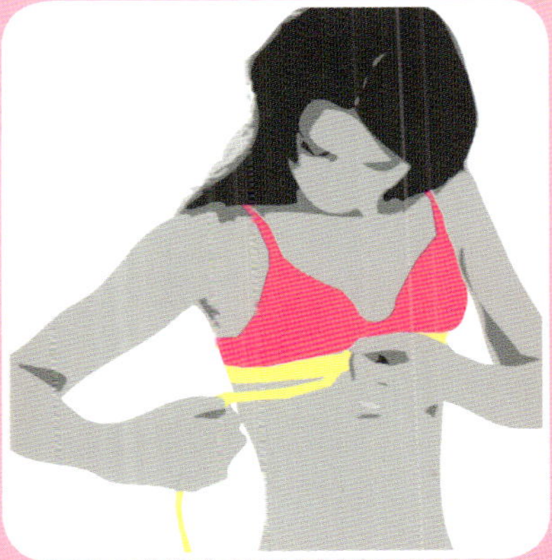

Comment mesurer son buste >

Il te faut un mètre-ruban. Passe-le ***autour de ta cage thoracique,*** juste ***sous les seins.*** Vérifie que le ruban est à la bonne hauteur dans le dos, qu'il ne vrille pas et qu'il n'est pas trop serré. Ajoute 12 cm à cette mesure pour obtenir ce qu'on appelle en lingerie le tour de buste.

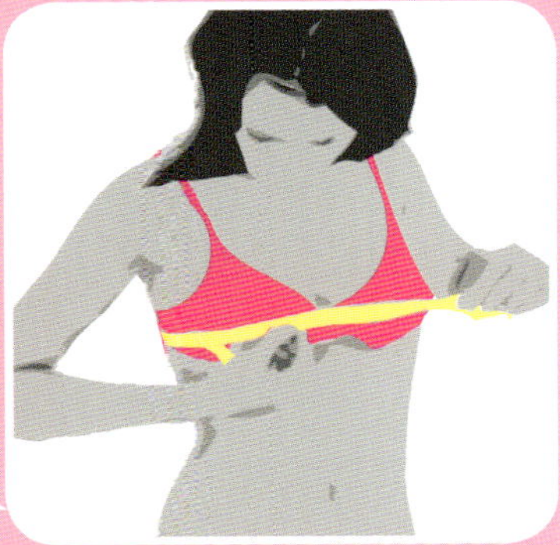

< Calculer sa profondeur de bonnets

Pour obtenir ton tour de poitrine, passe le mètre ***autour de ta poitrine*** au niveau de la ***pointe des seins***. Compare-le avec ton tour de buste. S'ils sont égaux, ta taille de bonnets est AA. Si tu te situes entre deux tailles, essaie le modèle le plus proche et ajuste-le avec les agrafes.

Facile à calculer :

(tour de buste + 12 cm) – tour de poitrine = la taille adaptée de bonnet. > >

2,5 cm = bonnets A
5 cm = bonnets B
7,5 cm = bonnets C
10 cm = bonnets D
12,5 cm = bonnets E
15 cm = bonnets F

Un peu d'anatomie

Contrairement à ceux des garçons, les organes sexuels féminins sont difficiles à observer. Voyons…

À l'extérieur

Il est tout à fait normal d'avoir envie de savoir à quoi ressemble ton corps. Alors observe le schéma, puis prends un miroir, installe-toi confortablement et regarde ton sexe !

LE CLITORIS
C'est une petite excroissance de peau de la taille d'un pois. Elle est très sensible et réagit fortement aux caresses.

L'URÈTRE
C'est un canal très étroit qui permet l'écoulement de l'urine stockée dans la vessie.

LES LÈVRES
Ce sont les replis de peau qui couvrent le clitoris, les orifices de l'urètre et du vagin.

L'ORIFICE DU VAGIN
C'est l'entrée du passage qui mène vers les organes sexuels féminins internes. Elle est plus large que l'orifice de l'urètre.

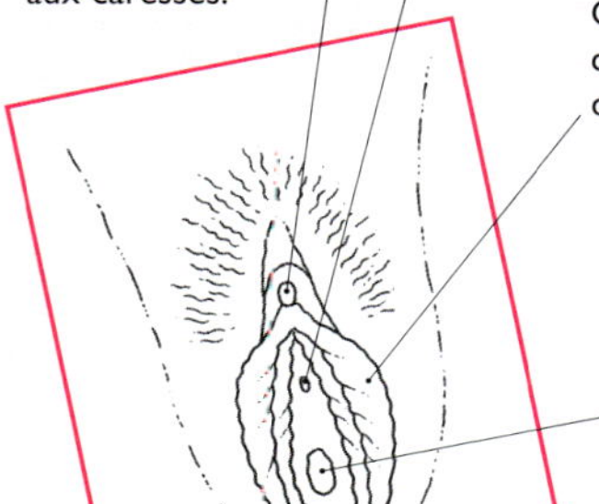

Les organes SEXUELS *féminins*

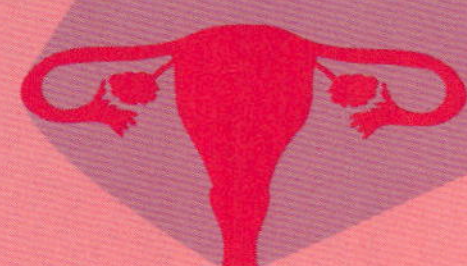

L'HYMEN

À l'entrée du vagin se trouve une fine membrane de peau percée d'une ou de plusieurs ouvertures : c'est ce qu'on appelle l'hymen. Il s'ouvre généralement lors du premier rapport sexuel, mais il arrive qu'il se déchire sans qu'on s'en aperçoive lorsqu'on fait du sport, comme de la gymnastique ou de l'équitation.

À l'intérieur

L'appareil génital féminin se trouve dans le bassin.
Il se compose de deux ovaires reliés à l'utérus et du vagin.
Chaque élément a une mission.

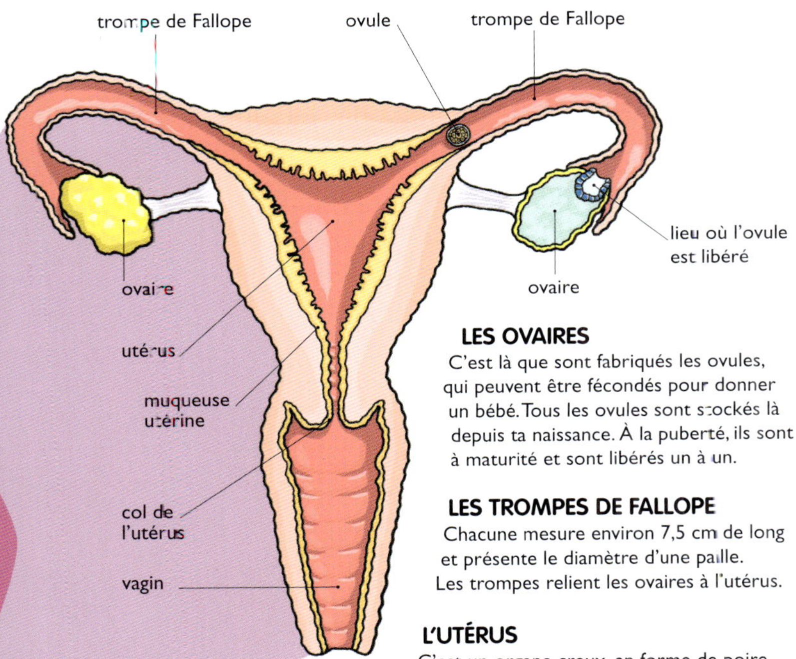

LES OVAIRES

C'est là que sont fabriqués les ovules, qui peuvent être fécondés pour donner un bébé. Tous les ovules sont stockés là depuis ta naissance. À la puberté, ils sont à maturité et sont libérés un à un.

LES TROMPES DE FALLOPE

Chacune mesure environ 7,5 cm de long et présente le diamètre d'une paille. Les trompes relient les ovaires à l'utérus.

L'UTÉRUS

C'est un organe creux, en forme de poire, où se développera le bébé.

LE COL DE L'UTÉRUS

C'est le passage qui relie l'utérus au vagin. Lors d'un accouchement, il se distend pour laisser sortir le bébé.

LE VAGIN

C'est un conduit qui relie l'utérus à la vulve, et donc à l'extérieur du corps.

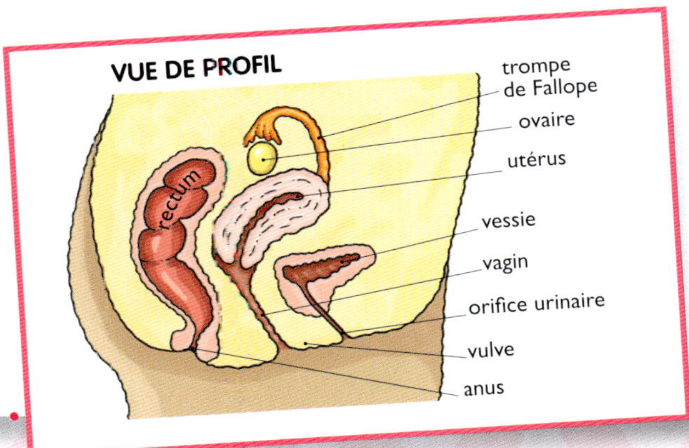

C'est quoi un minou ?

Les organes génitaux féminins sont souvent un sujet gênant. Certaines personnes n'aiment pas dire le mot sexe ou vulve et préfèrent utiliser des surnoms. En voici quelques-uns pour que tu saches de quoi on parle…

- zézette
- minou
- chatte
- founette
- foufoune
- fleur
- rose
- bouton
- bijou
- fente
- figue
- antre d'amour
- atelier de Vénus
- bonbonnière…

LA MASTURBATION

C'est se caresser les parties génitales pour se donner du plaisir. Des muscles se contractent à l'intérieur du bassin et une sensation appelée orgasme se diffuse dans tout le corps. La masturbation ne fait pas de mal et elle est tout à fait normale.

Le cycle féminin

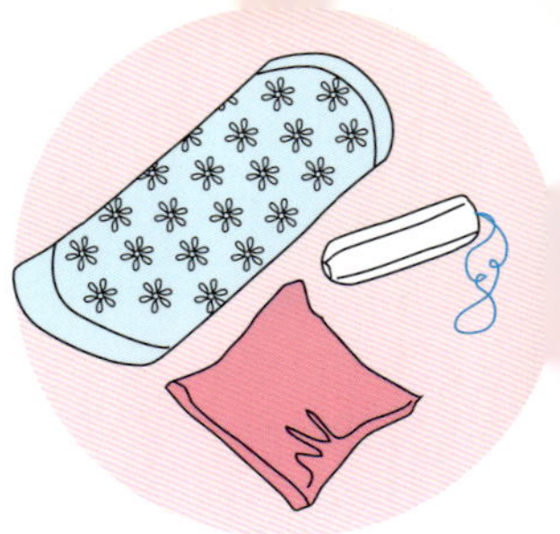

La nature marche essentiellement par cycles : on connaît ceux de la Lune, des saisons, de l'eau… et le cycle menstruel ! Le tien a-t-il déjà commencé ? C'est bizarre, tout le monde te pose la question, tes amies, ton médecin…

Une petite leçon

Chaque mois, quand la femme ovule, la muqueuse de son utérus s'épaissit ; elle se prépare pour une grossesse. Si l'ovule est fécondé par un spermatozoïde (issu du sperme d'un homme), cette muqueuse accueille l'œuf, qui deviendra un bébé. Si l'ovule n'est pas fécondé, il est évacué avec la muqueuse utérine par le vagin : ce sont les saignements des règles.

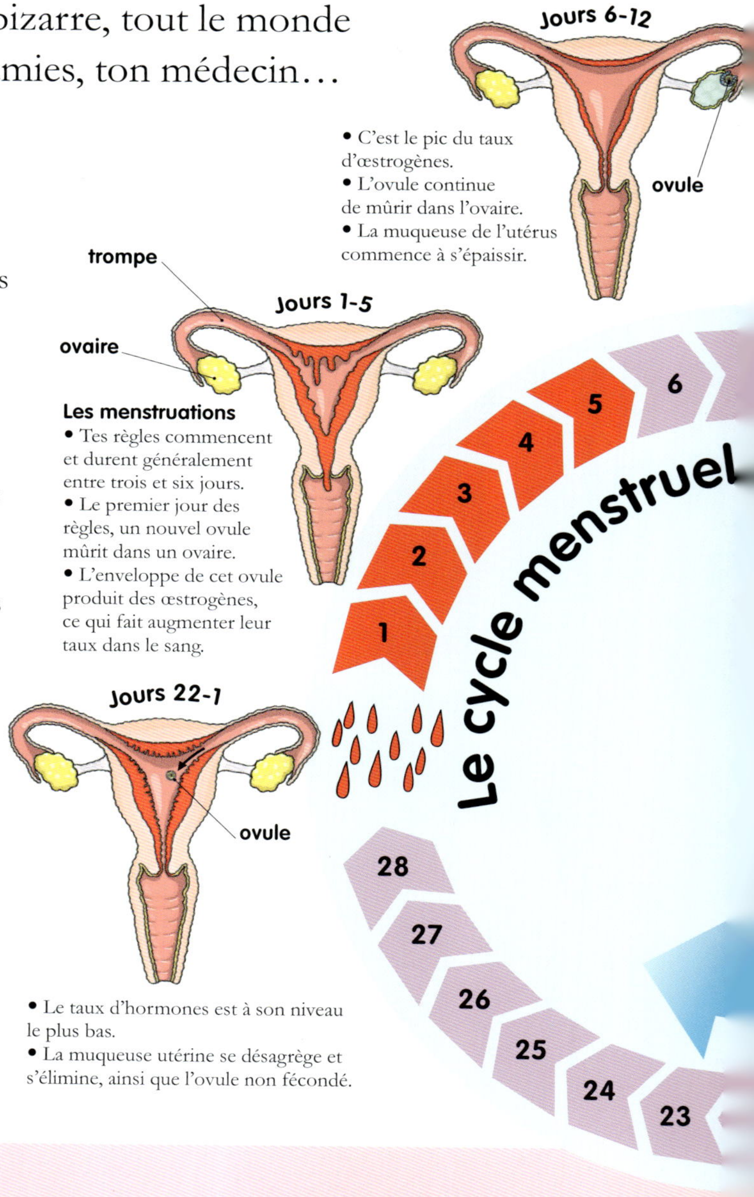

Oups ! J'ai mes règles !

C'est l'étape la plus marquante de la puberté. Tu es contente, choquée, soulagée (ça y est, enfin !), paniquée, ou un peu tout à la fois. La première chose que les filles remarquent sur leurs sous-vêtements n'est pas un grand flot rouge. Souvent, il s'agit seulement de traces brun-rouge, ce qui laisse le temps de trouver une protection pour ne pas salir ses vêtements.

Les règles douloureuses

Quelle femme n'a jamais eu de règles douloureuses ? La douleur vient du fait que l'utérus se contracte pour évacuer la muqueuse utérine (sous forme de règles) pour permettre à une nouvelle de se former. On peut y remédier. Bouger aide à soulager la douleur (mais tu n'as sûrement pas le cœur à faire du sport), placer une bouillotte chaude sur le bas du ventre également. Si ça ne marche pas, restent les anti-douleurs (respecte la notice). En cas de douleur intense, parles-en sans faute à ton médecin.

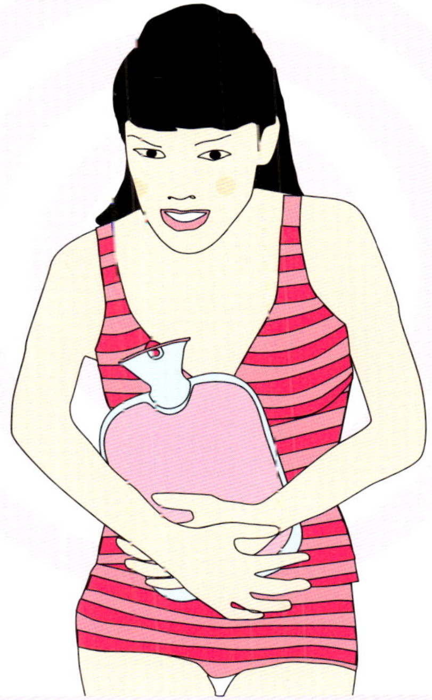

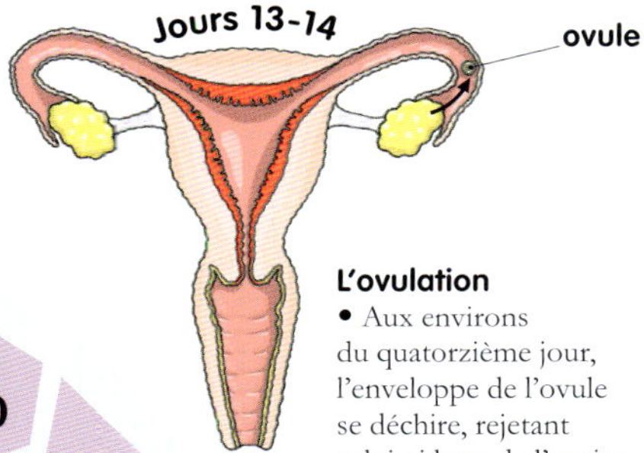

L'ovulation

- Aux environs du quatorzième jour, l'enveloppe de l'ovule se déchire, rejetant celui-ci hors de l'ovaire.
- L'enveloppe vide restée dans l'ovaire se met à produire des œstrogènes et de la progestérone.
- La muqueuse utérine continue de s'épaissir.

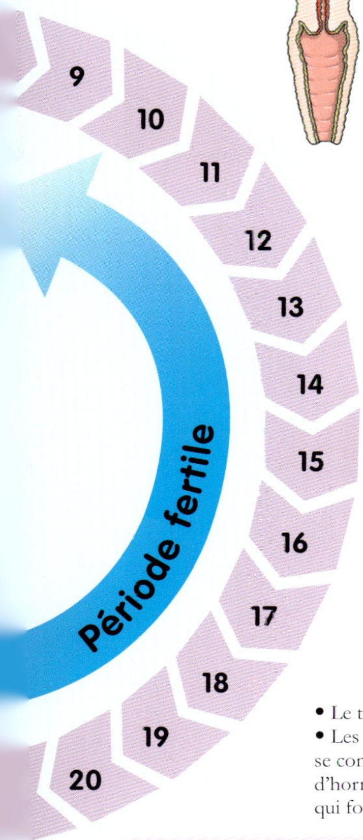

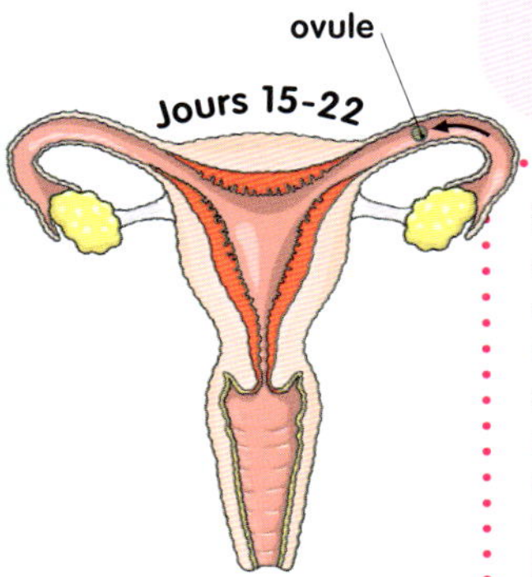

- Le taux d'hormones chute à nouveau.
- Les vaisseaux sanguins de l'utérus se contractent en raison du manque d'hormones. Ces sont ces contractions qui font mal, parfois, lors des règles.

Le SPM

SPM signifie syndrome prémenstruel. Trois femmes sur quatre le ressentent, plus ou moins fort. Il est dû à un déséquilibre des hormones et se manifeste dans les deux semaines précédant les règles. Ce n'est pas grave, mais tu peux avoir des fringales, des maux de tête, des boutons, les seins sensibles, être émotive et irritable. Manger sain et faire du sport peuvent améliorer les choses. Si tu en souffres, interroge ton médecin.

Des choses à savoir

- Au début, les cycles peuvent être plus longs ou irréguliers.
- Toutes les femmes n'ont pas des cycles de même durée. Si tes règles sont régulières, compte le nombre de jours qui sépare deux périodes de règles et tu obtiendras la durée de ton cycle.
- Bien que tu aies l'impression de beaucoup saigner, la quantité de sang perdue pendant les règles ne représente en moyenne que 2 cuillerées à soupe.
- Environ six mois avant tes premières règles, tu remarqueras peut-être des pertes vaginales inodores, blanches ou transparentes.

Dans la SALLE DE BAINS

Tu passes des heures dans la salle de bains ! Tu as ***tant de choses à expérimenter :*** boutons à soigner, maquillage à essayer, poils à épiler… Si ta famille s'impatiente derrière la porte, tu peux lui répondre que l'hygiène, c'est important !

LE MAQUILLAGE

Un maquillage trop visible est de mauvais goût. Un gloss clair sur les lèvres, un coup de blush sur les joues et un soupçon de mascara suffiront à mettre en valeur ta beauté naturelle. Les jours de fête, ajoute des paillettes. Et, pour le vernis, entraîne-toi à le poser sur les ongles des pieds.

Astuces

Fais des essais pour trouver les couleurs qui s'harmonisent avec ton teint. Et démaquille-toi toujours avant de te coucher !

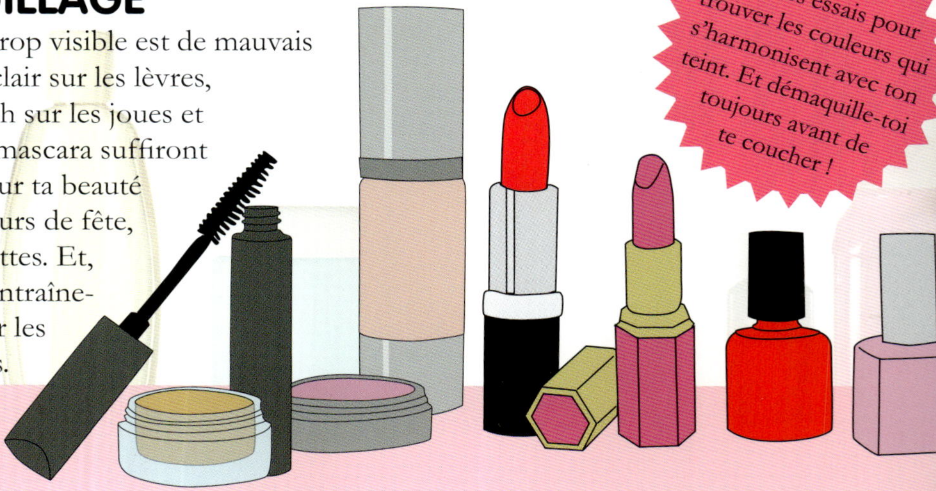

L'ÉPILATION

S'épiler n'est pas une obligation ! Si tu es gênée par ta pilosité, l'idéal est l'épilation à la cire. Elle fait un peu mal, mais l'effet dure plus longtemps (environ quatre semaines). Choisis de préférence les bandes de cire froide, tu ne risqueras pas de te brûler. Évite le rasoir, qui durcit les poils. Les crèmes dépilatoires sont indolores et simples à utiliser, mais leur odeur n'est pas top !

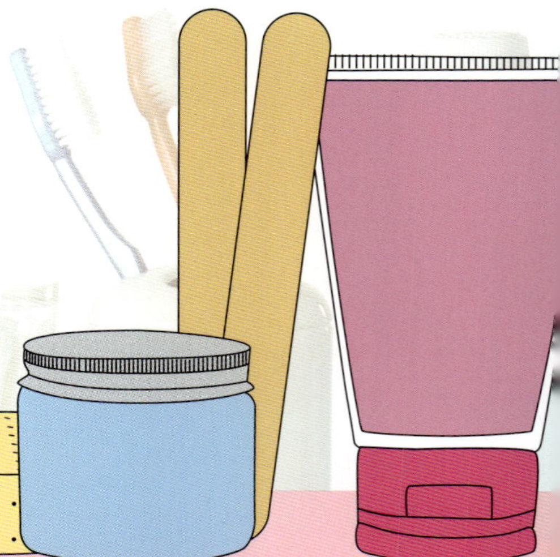

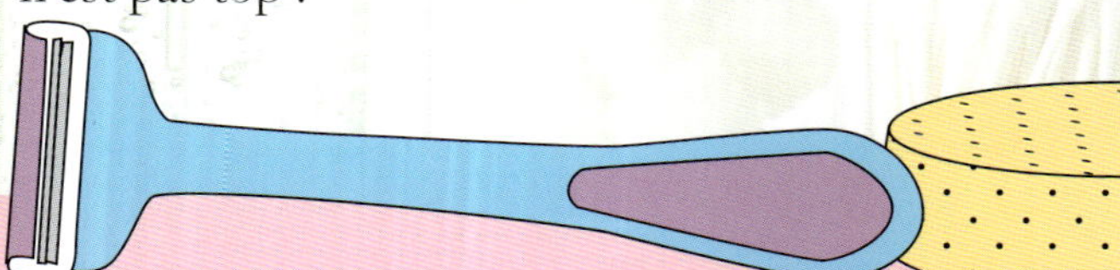

LES PRODUITS HYGIÉNIQUES

Glisse quelques serviettes hygiéniques dans ton sac au cas où tes règles arriveraient par surprise. (Si elles se déclenchent à l'école et que tu n'en as pas, demande à voir l'infirmière scolaire, elle pourra te dépanner.) Les filles commencent en général par utiliser des serviettes hygiéniques, qui se collent facilement sur les sous-vêtements. Si tu optes pour les tampons, lave-toi les mains avant et après la pose ; et, quel que soit le modèle choisi, lis toujours les indications.

À quel âge peut-on mettre des tampons ? Les avis sont partagés : disons quand tu en auras envie.

tampons

Achète les modèles mini, conçus pour les jeunes filles. La première fois, choisis un jour où tes règles sont abondantes. Détends-toi, prends ton temps et ne force pas. Ça ne doit pas faire mal.

serviettes hygiéniques

Elles sont douces, pratiques et absorbent le sang comme un morceau de coton. Tu les trouves sans doute énormes et tu as l'impression que tout le monde voit une bosse sous ton jean. Détrompe-toi, elles passent inaperçues.

L'HYGIÈNE CORPORELLE

Avec la puberté, ta peau devient plus grasse et tu transpires davantage. Pour lutter contre les odeurs, il suffit d'avoir une bonne hygiène. Lave-toi tous les jours ! Tu peux aussi utiliser un déodorant, notamment quand tu fais du sport.

des dents blanches

Prends bien soin de tes dents. Brosse-les deux fois par jour et ne mange pas trop de sucreries. Tu éviteras ainsi les caries, la mauvaise haleine, et tu auras un sourire impeccable.

déodorant

Un bon déodorant laisse transpirer et ne contient pas d'aluminium. Les antitranspirants sont déconseillés.

gel douche

N'oublie pas de te laver les pieds chaque jour et porte des chaussettes en coton dans tes baskets.

parfum

Il ne sert pas à masquer les odeurs. Il apporte une touche personnelle. Surtout n'en mets pas des tonnes.

Ah, l'amour...

La puberté marque les premiers pas en tant que femme et les premières ***émotions amoureuses.*** Tu as déjà éprouvé des sentiments forts pour un garçon, ou tu t'étonnes que cela ne te soit pas encore arrivé : **dans les deux cas, c'est normal !** N'oublie pas que ta vie amoureuse ne fait que commencer et qu'elle va durer longtemps, ***ne sois donc pas trop pressée…***

Je craque pour lui !

Craquer pour quelqu'un, c'est ressentir une joie intense quand on pense à lui. Ça peut être passager, ou bien fort et durable. Tu rêves de sortir avec lui et tu ne peux plus penser à autre chose. Cette situation a un côté magique, mais il arrive aussi qu'elle soit douloureuse et devienne une véritable torture si le garçon ne te remarque pas.

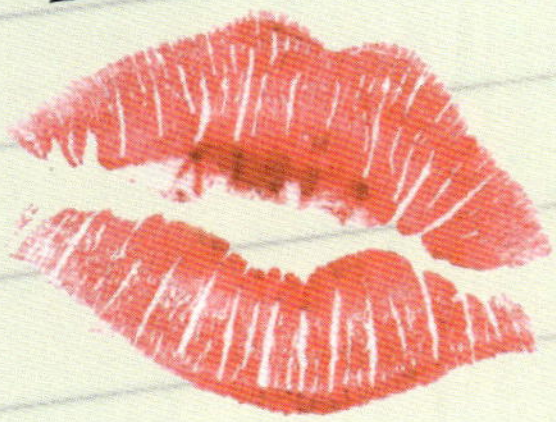

Premier cas

De nombreuses jeunes filles craquent pour un chanteur, un acteur, un professeur, le grand frère d'une copine… La personne concernée est souvent hors de portée. Au fond de toi, tu sais que ça n'a aucune chance d'aboutir à une relation. Mais c'est malgré tout une bonne façon d'expérimenter le sentiment amoureux, sans avoir à l'affronter réellement.

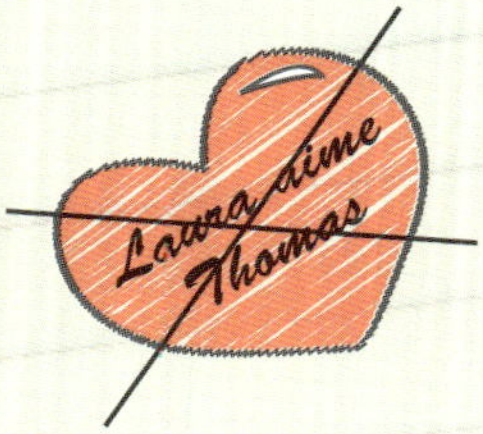

Deuxième cas

Si tu es attirée par quelqu'un qui a ton âge et que tu connais, ça se complique ! Dois-tu le lui dire ? Tâte le terrain avant pour savoir s'il t'apprécie. Entamer une banale conversation avec lui est en général la meilleure solution. Essaie de le faire en tête-à-tête car, si ses copains sont là, il risque de ne pas avoir une attitude sincère. Si tu découvres que cette attirance est réciproque, c'est génial ! Mais, parfois, ça fait peur et l'effet inverse se produit : tu as alors envie de fuir.

Ne te laisse pas abattre !

Tu connaîtras peut-être un jour une déception amoureuse si tes sentiments pour un garçon ne sont pas réciproques. Ce n'est jamais facile à vivre et ça peut même renforcer ton attirance. Quelques trucs pour ne pas t'effondrer :

1. **Confie-toi** à tes **amies,** demande-leur de te changer les idées.
2. Consacre-toi davantage à ton travail scolaire pour être sûre de ne pas prendre de retard.
3. Essaie une ***nouvelle activité,*** pour te distraire et sortir de chez toi.
4. Accorde-toi un peu de temps pour penser à lui, mais *ne laisse pas tes émotions dominer ta vie.*

C'est juste un pote

Vers 15 ou 16 ans, quand tu es amie avec un garçon, ton entourage peut se faire des idées. Les adultes te taquinent et te demandent si ce n'est pas ton petit copain. Deux solutions : tu les ignores, ou tu leur expliques les choses telles qu'elles sont. Il est juste ton ami, un point c'est tout !

Homo ou hétéro ?

Il arrive qu'une fille soit attirée par une autre fille. Dans ce grand chambardement de la puberté, tout le monde ne vit pas les choses de la même façon ! Pendant l'adolescence, les jeunes filles ont besoin de découvrir leur sexualité.

Agathe aime Louis

Hétérosexuel (hétéro) veut dire attiré par le sexe opposé. La plupart des gens sont hétérosexuels.
Homosexuel (lesbienne pour une fille ; gay pour un garçon) veut dire attiré par une personne du même sexe. Ce serait le cas d'un adulte sur dix.
Bisexuel veut dire attiré par les deux sexes.

Quand on éprouve des sentiments amoureux pour une fille, on est un peu désorientée. Des études ont montré que presque tout le monde est un jour attiré par une personne du même sexe. Il se peut que tu connaisses déjà clairement ton penchant naturel. Sinon, il s'imposera un jour, et le découvrir peut prendre du temps. On ne choisit pas d'être homosexuelle, cela fait partie de soi.

Bonjour, qu'est-ce que tu fais après les cours ?

Test !

Le grand amour ?

ou juste un flirt ?

Q. 1

Combien de fois par jour penses-tu à lui ?

A. De quel garçon parles-tu ? J'en aime plusieurs !

B. Au moins cinq fois.

C. À peu près à chaque minute qui passe.

Q. 2

Tu l'aperçois dans la cour en train de parler à une autre fille. Comment réagis-tu ?

A. Je m'en fiche.

B. C'est cool qu'il ait des amies.

C. Je suis hors de moi ! Comme si elle ne savait pas qu'il est pris…

Q. 3

Depuis combien de temps le connais-tu ?

A. On ne s'est encore jamais parlé.

B. On se connaît depuis quelque temps.

C. Impossible de lui parler ! Je suis incapable de dire un mot quand il est là.

Majorité de B : tu en pinces pour lui. Tu es sûre de tes sentiments et de ce qu'il ressent pour toi. Tu apprécies le fait que vous ayez chacun votre vie. Quand vous êtes ensemble, tu restes toi-même. Ça ressemble à de l'amour !

Majorité de C : tu es complètement folle de lui, mais il ne te connaît peut-être pas (ou alors c'est ton meilleur ami, ce qui complique tout !). Attention ! ça ne doit pas t'empêcher de vivre. Demande des conseils si tu es prête à les écouter !

Ton cœur s'emballe dès que tu penses à lui. Tu griffonnes son nom partout et tu as du mal à te concentrer. Qu'est-ce qui se passe ? Tu l'aimes vraiment, ou c'est une simple attirance ?

Q. 4

Ressent-il la même chose pour toi ?

A. Je ne sais pas. Peut-être que oui, peut-être que non !

B. Oui, il me l'a dit.

C. Non, je ne sais même pas s'il m'a remarquée.

Q. 5

Tes amies sont toujours sincères avec toi. Que disent-elles de ce garçon ?

A. Elles craquent toutes pour lui, elles aussi : trop drôle !

B. Elles l'aiment bien et trouvent qu'on va bien ensemble.

C. Elles aimeraient que j'arrête de le voir, car je ne suis plus aussi drôle qu'avant.

Q. 6

As-tu déjà douté de tes sentiments pour lui ?

A. Je ne suis jamais allée jusque-là !

B. Oui. Je suis consciente de ses défauts, mais je suis attirée par lui.

C. Bien sûr que non ! Pourquoi douter d'un amour si fort ?

Qu'est-ce que ça change ? Bref, si tu craques pour un garçon, c'est souvent pour une raison superficielle, parce que tu le trouves mignon ou drôle. Le véritable amour doit être réciproque : on se connaît bien et on a envie de passer du temps ensemble. C'est l'amour comme on en rêve !

Majorité de A : tu ne te prends pas au sérieux. Tu t'amuses, ce n'est pas le grand amour, ou pas encore ! Ça peut le devenir, ou bien tu oublieras ce garçon si quelque chose ou quelqu'un d'autre attire ton attention.

Top FORME !

Bouger est aussi ***important*** que boire, manger et dormir. Comme la puberté est le moment où tu grandis et où tes muscles se développent, fais du sport ; cela te servira longtemps.

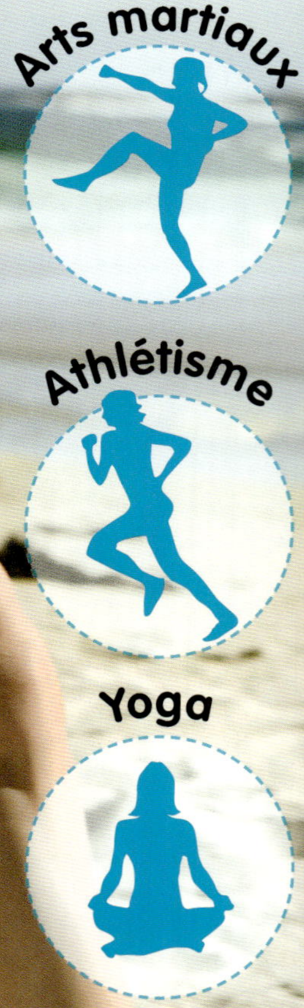

Teste un nouveau sport

À l'adolescence, on se lasse parfois des activités qu'on pratiquait dans l'enfance (par exemple, la danse classique n'est plus du tout ton truc). C'est le bon moment pour essayer autre chose : karaté, judo, athlétisme ? Pourquoi pas ? Si tu es nulle en tennis et que tu as horreur de nager, n'insiste pas et cherche un autre sport, il y en a bien un qui te convient !

On s'échauffe

En grandissant, il devient de plus en plus important de s'échauffer avant une activité physique. Les enfants sont très souples, mais les adultes beaucoup moins, tu as dû le remarquer ! Même si tu n'es pas encore une grande personne, tes os s'alourdissent et s'allongent : tes muscles ont plus de travail et se blessent plus facilement. Alors, hop, échauffement !

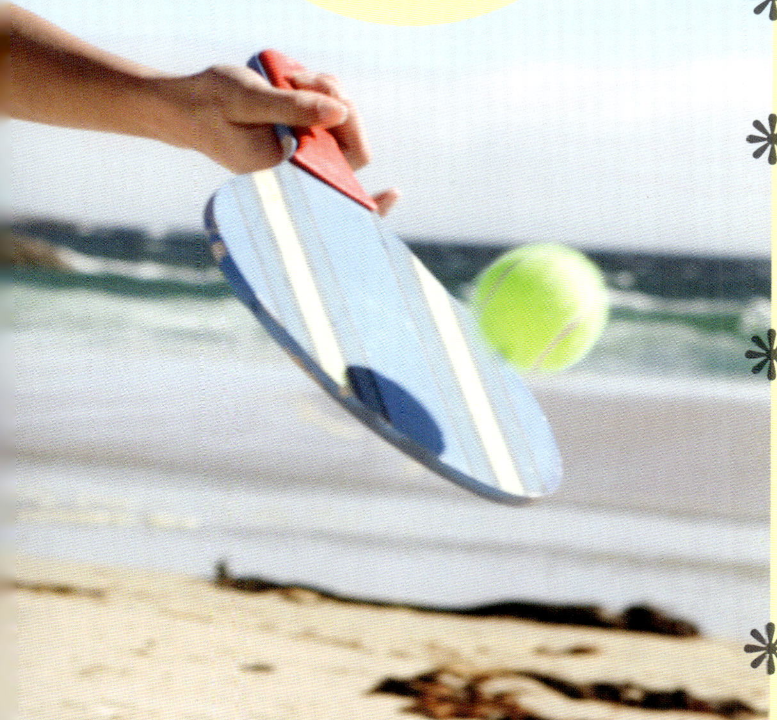

N'EN FAIS PAS TROP !

Faire trop de sport et ne plus pouvoir s'en passer est une attitude COMPULSIVE qui est parfois liée à l'ANOREXIE (voir pages 44-45).

Bouger est vraiment très utile !

- Ton cœur et tes poumons ont un pic de croissance. Avec l'activité physique, tu augmentes leur capacité.
- L'exercice t'aide aussi à garder un poids idéal et combat l'obésité.
- Le sport renforce ton cœur, booste ton énergie et apporte de l'oxygène à toutes les parties de ton corps.
- Bouger contribue à fixer le calcium dans tes os. C'est particulièrement important à l'adolescence, âge où tu forges ta masse osseuse pour toute ta vie.
- Le sport apaise les sautes d'humeur, mais aussi les douleurs des règles !
- Prendre dès maintenant l'habitude de bouger est important pour ta forme et pour ta santé future.

« *C'est* **galère !** »

Tu es fatiguée et émotive. Un jour tu es de bonne humeur, le jour suivant tu es grognon. Qu'est-ce qui se passe ?

Les règles, c'est la barbe : syndrome prémenstruel, mal au ventre, sans parler des sous-vêtements et des draps tachés… L'enfer, quoi !

Maintenant, tu es très attentive à ton apparence. Et la beauté intérieure, qu'est-ce que tu en fais ?

Des boutons, un appareil dentaire, des lunettes… Assez !

Tu trouves que ton corps ne change pas assez vite ? Ou au contraire trop, à la vitesse TGV ?

Les garçons !
(Tu les aimes bien !)

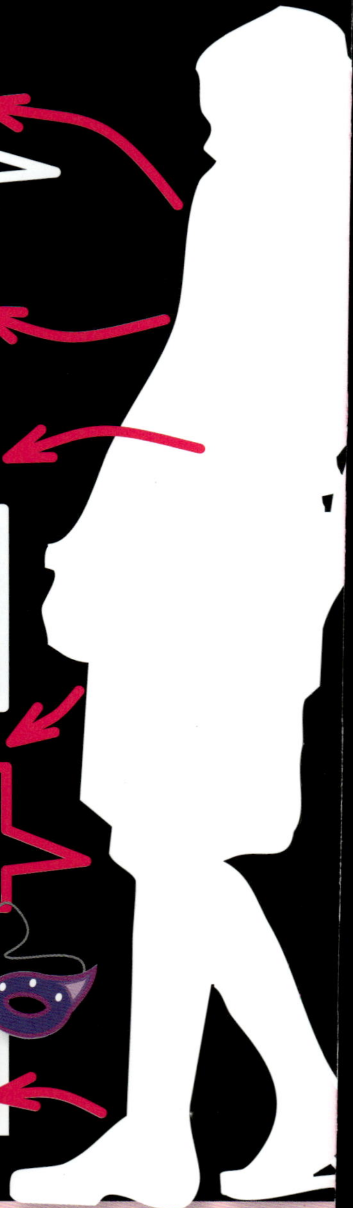

« *C'est* cool ! »

Tu as de nouvelles copines, tu découvres plein de choses et souvent tu rigoles bien…

Tu es contente de prendre des formes.

Maquillage, vêtements, accessoires… Tu peux t'exprimer davantage avec ton look, c'est trop bien !

L'indépendance, super !
Tu adores rentrer plus tard le soir et avoir de l'argent de poche.

Au final, tu vas pouvoir passer ton permis, voter et te faire entendre. Tout n'arrive pas d'un coup, cela se fait petit à petit. Tu as le temps de prendre tes marques et de mûrir.

Fêtes, ciné… À toi les films interdits aux moins de 12 ans !

Vrai ou

Des mouvements pour développer la poitrine ?

Eh non, impossible de faire gonfler les seins avec des exercices, car ils sont surtout faits de graisse et de glandes mammaires. Par contre, certains mouvements aident à remonter la poitrine en renforçant les muscles juste sous les seins.

Dormir sur le ventre empêche les seins de grossir.

Faux ! La taille définitive des seins dépend des gènes, tout comme la vitesse à laquelle ils poussent. Dormir sur le ventre ne ralentit pas leur croissance.

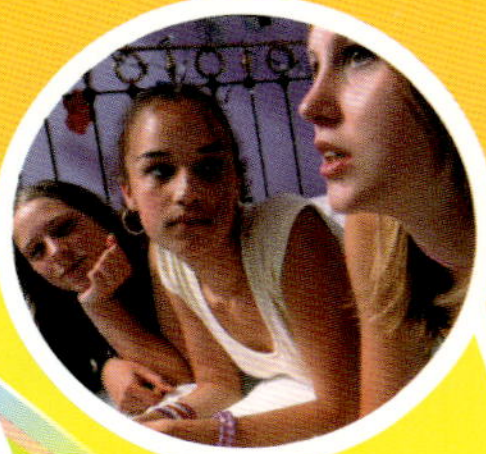

J'aurai des seins aussi gros que ceux de ma mère.

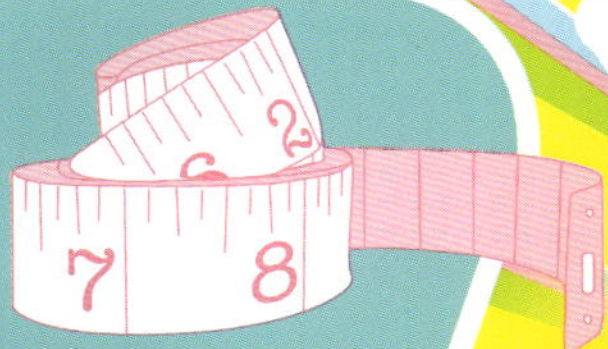

Pas forcément. Tu peux aussi hériter des seins de ta grand-mère paternelle ou de ceux de ta tante. En plus, la taille des seins évolue quand on a des enfants, si on prend du poids ou si on en perd. Les femmes changent parfois de taille de soutien-gorge plusieurs fois dans leur vie.

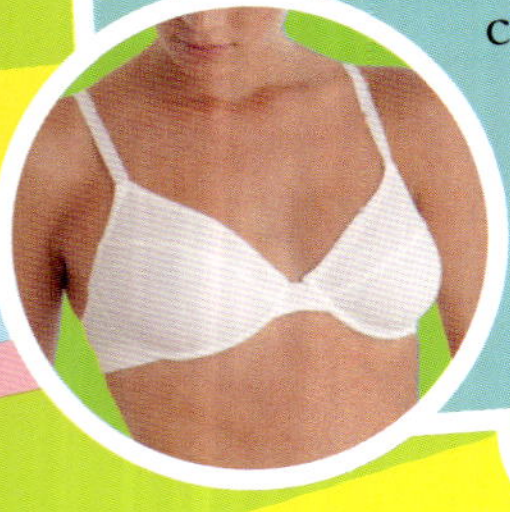

FAUX ?

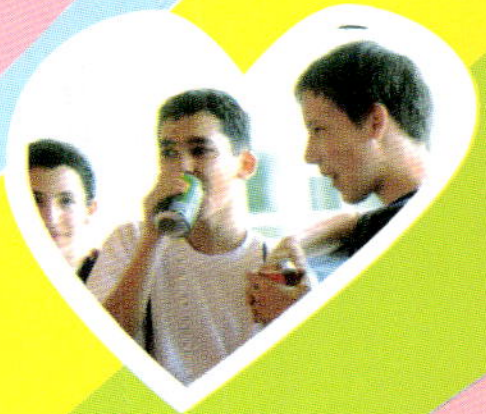

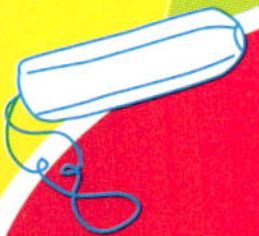

Un tampon peut glisser.

Faux ! Un tampon ne peut pas disparaître à l'intérieur, ni tomber tout seul. Les muscles du vagin maintiennent le tampon en place.

Pour attirer les garçons, il faut être sexy.

Faux ! Pour séduire, il est plus important d'avoir confiance en soi. Personne ne ressemble à une poupée Barbie ni aux top models des magazines ; alors apprends à t'aimer telle que tu es. Tous les garçons ont les yeux rivés sur une ou deux filles de ta classe ? C'est sûrement juste pour leur physique. En les admirant, ils se donnent une bonne image d'eux-mêmes. Si tu es intéressante, sympa et ouverte aux autres, toi aussi tu plairas et tu te feras plein d'amis.

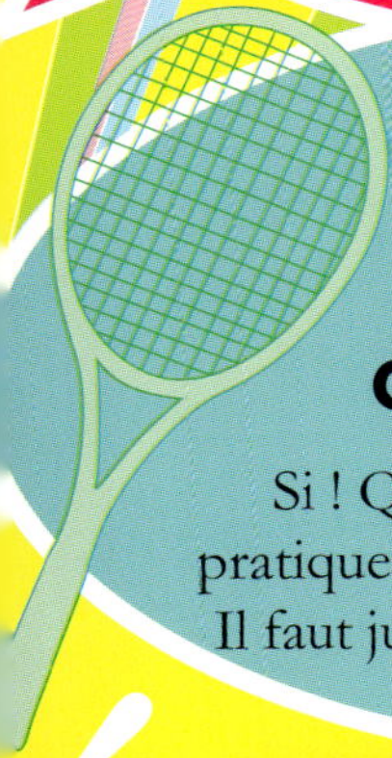

On ne peut pas faire de sport quand on a ses règles.

Si ! Quand tu as tes règles, tu peux pratiquer toutes les activités que tu veux. Il faut juste mettre un tampon à la piscine.

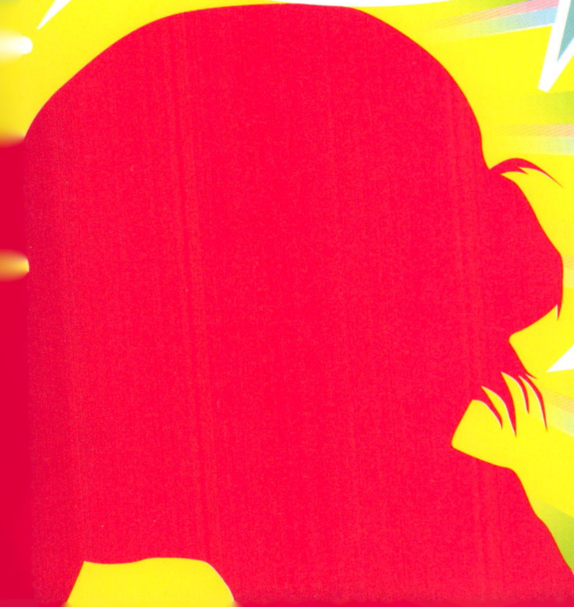

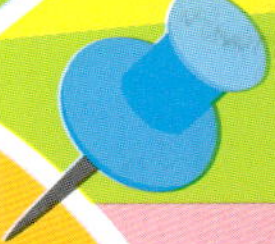

Les seins peuvent-ils éclater ?

Non, même quand ils sont gonflés : la graisse, ça n'explose pas…

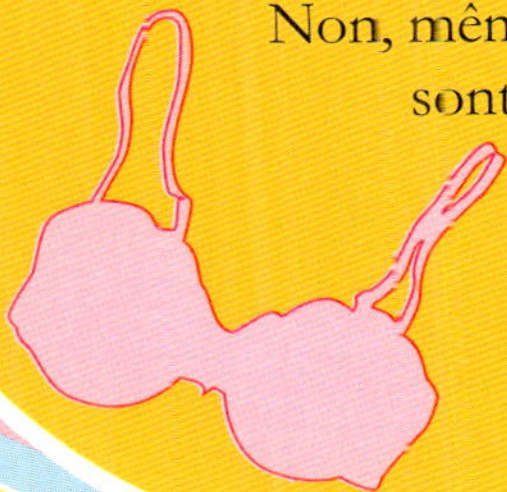

100 % moi

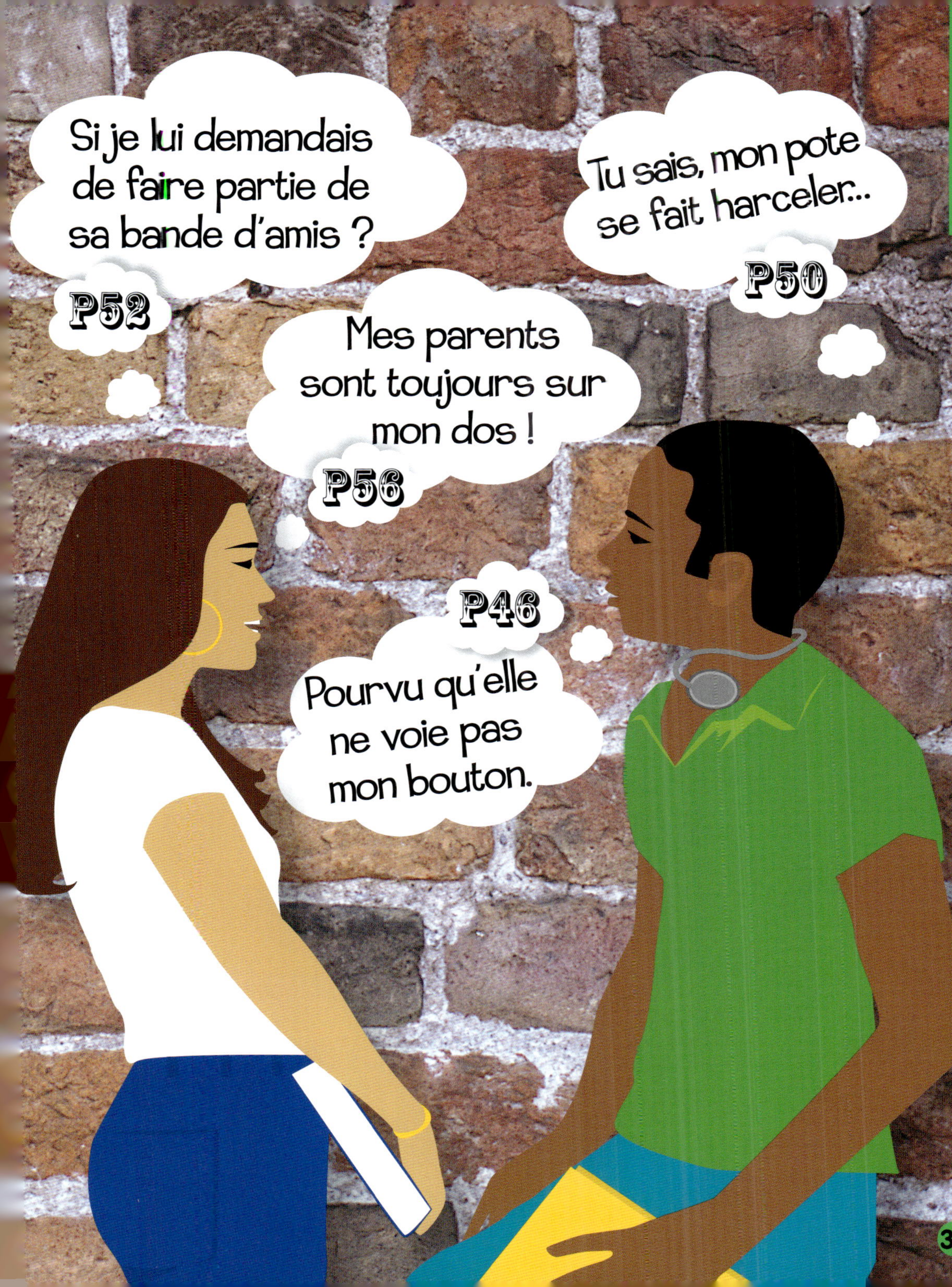
Si je lui demandais de faire partie de sa bande d'amis ?
P52
Tu sais, mon pote se fait harceler...
P50
Mes parents sont toujours sur mon dos !
P56
P46
Pourvu qu'elle ne voie pas mon bouton.

La vie, c'est…

Tu sais que la puberté est la période pendant laquelle ton corps passe du stade d'enfant à celui d'adulte. Mais ***À QUOI*** sert-elle ? La réponse tient en deux mots : ***les bébés !*** Avant la puberté, on ne peut pas en avoir, après c'est possible.

Spermatozoïdes et ovules

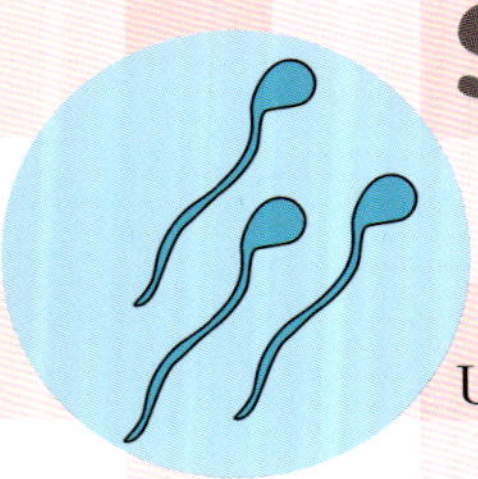

Une fille peut être enceinte dès ses premières règles puisqu'elle produit des ovules et un garçon concevoir des bébés dès sa première éjaculation puisqu'il produit des spermatozoïdes. Un œuf se forme lorsqu'un spermatozoïde rencontre un ovule. Si l'on ne souhaite pas de bébé, il est possible d'empêcher sa formation grâce à la contraception (pilule, préservatif…).

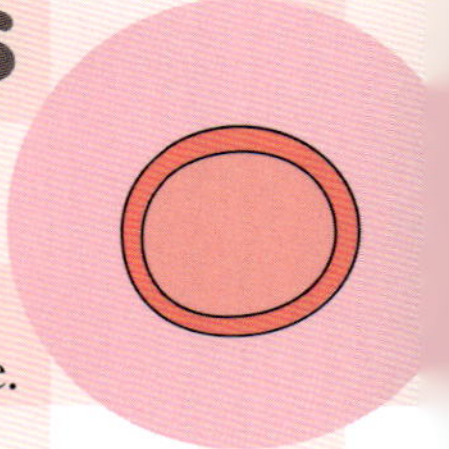

La rencontre…

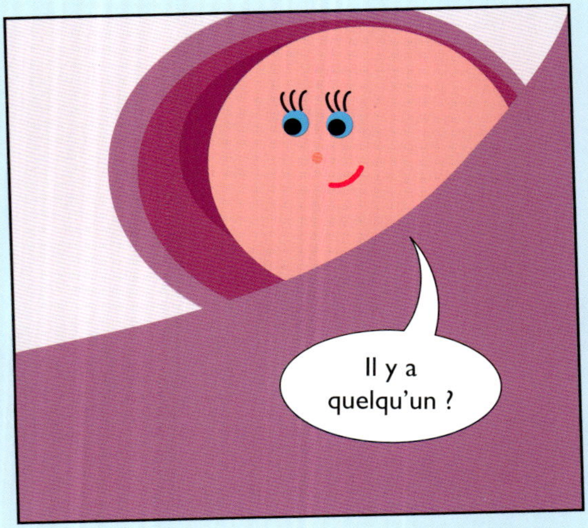
Il y a quelqu'un ?

1. À la moitié du cycle menstruel féminin (voir pages 24-25), un des ovaires libère un ovule. Celui-ci se dirige lentement vers l'utérus en passant par la trompe de Fallope.

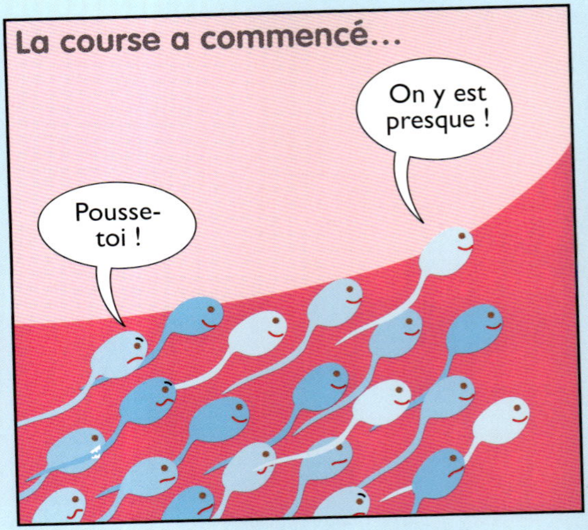
La course a commencé…
On y est presque !
Pousse-toi !

2. Au cours du rapport sexuel, le pénis en érection de l'homme pénètre à l'intérieur du vagin de la femme. Au moment de l'éjaculation, des millions de spermatozoïdes minuscules sont libérés en haut du vagin.

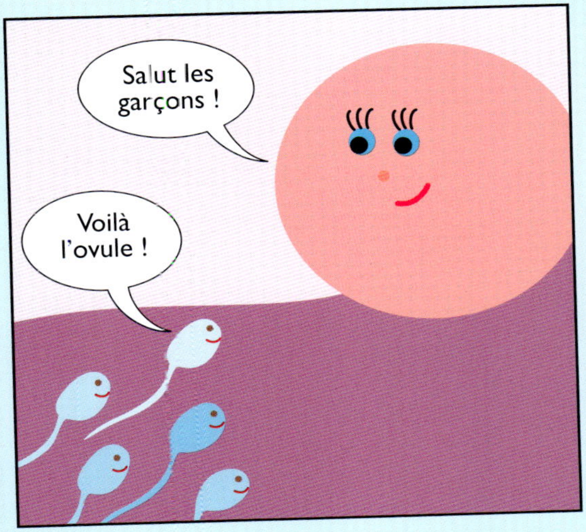
Salut les garçons !
Voilà l'ovule !

3. Les spermatozoïdes franchissent le col de l'utérus, traversent l'utérus et remontent dans la trompe. Quelques centaines seulement arrivent jusqu'à l'ovule.

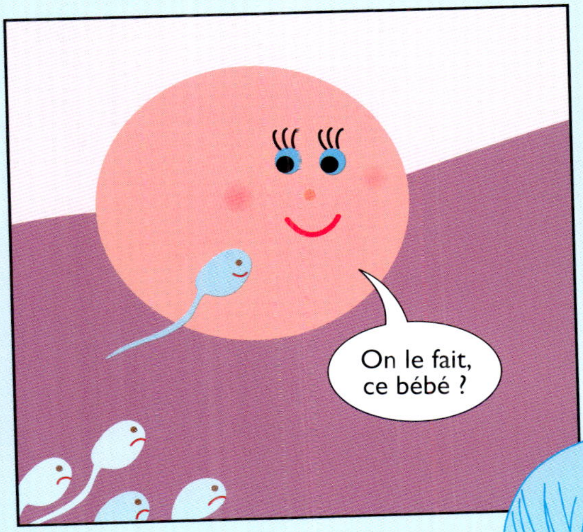
On le fait, ce bébé ?

4. Quand un spermatozoïde entre dans l'ovule, c'est la fécondation. Un œuf peut maintenant se développer dans le ventre de la femme.

Un bébé se forme.

L'œuf fécondé commence alors à se diviser et à grossir. Le groupe de cellules obtenues se déplace dans l'utérus, s'installe dans l'épaisse muqueuse utérine et commence à former un bébé. C'est le début de la grossesse.

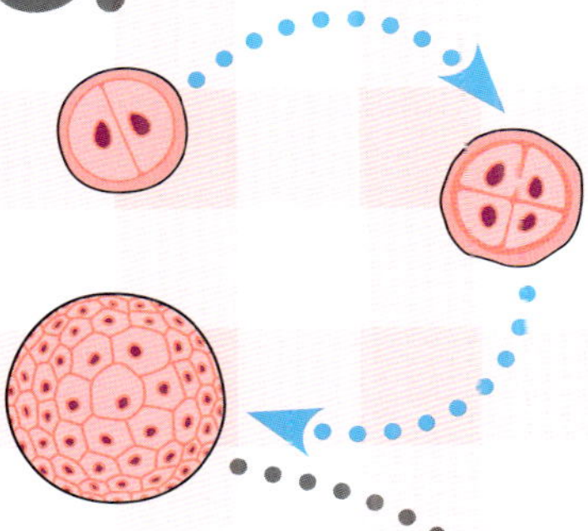

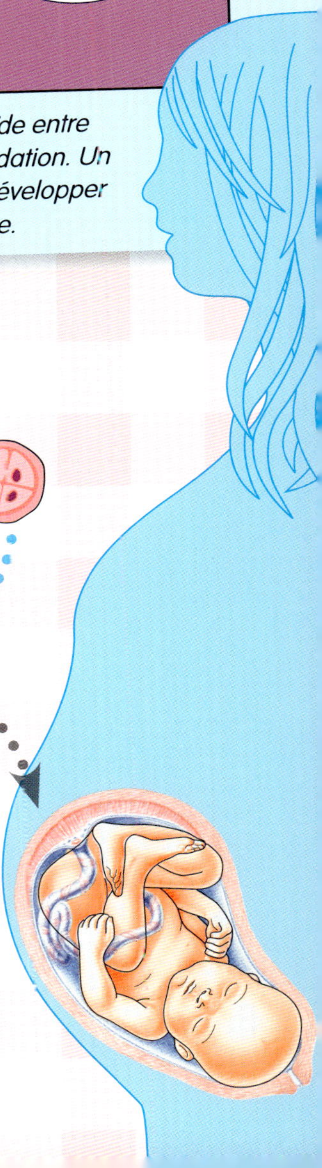

La naissance

Au bout de neuf mois, la maman sent des contractions et la tête du bébé appuie sur le col de l'utérus jusqu'à ce qu'il s'ouvre. On appelle cette étape le travail. Puis le bébé passe par le vagin et vient au monde : c'est l'expulsion.

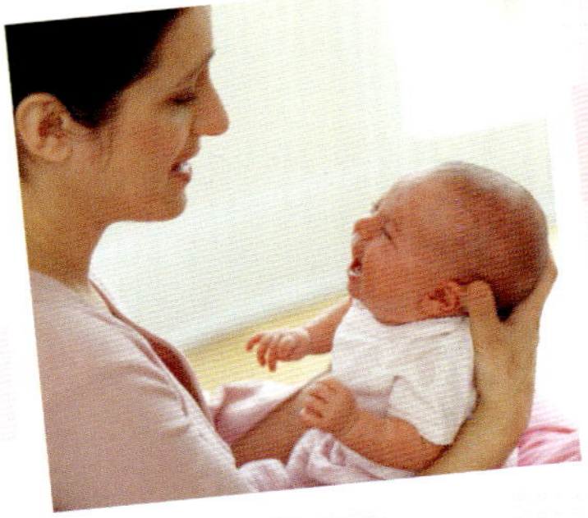

Le plein d'ÉNERGIE

Manger équilibré est important, et encore plus à l'adolescence car tu ***grandis beaucoup.*** Il t'arrive de plus en plus souvent de manger sans tes parents ; alors prends dès maintenant de ***bonnes habitudes alimentaires,*** et garde-les toute la vie.

Une nourriture saine et équilibrée

Si tu respectes les proportions (calculées en fonction du poids) des différents types d'aliments, bravo, tes menus sont équilibrés !

TRUCS

- Prévois des fruits pour les petits creux.
- Consomme des laitages.
- Fais attention à tout ce qui est sucré.
- Mange plus de poissons gras, thon, saumon…
- Augmente tes apports en fibres.
- Réduis ta consommation de sel.

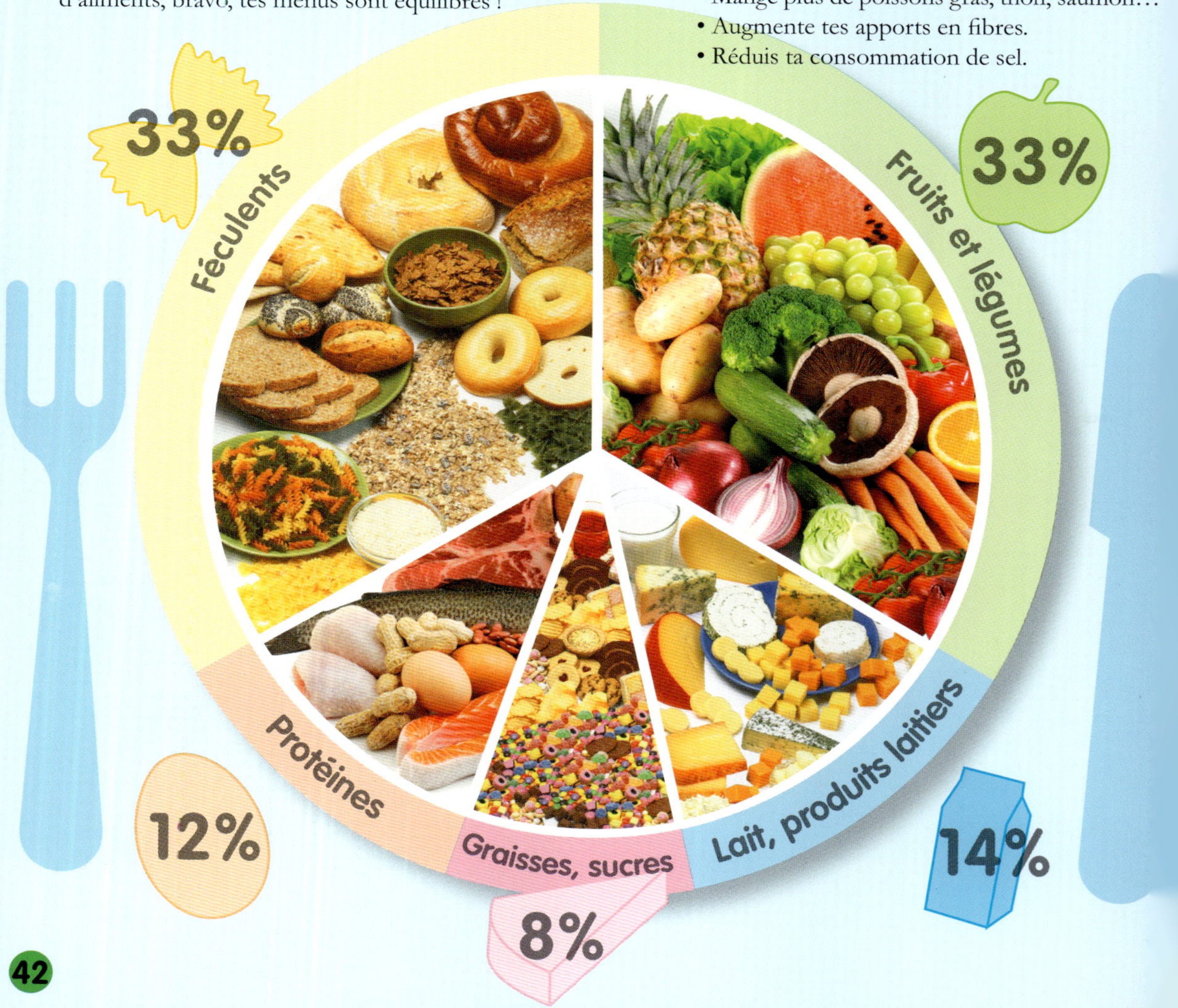

Quel mangeur es-tu ?

Que fais-tu au petit déjeuner ?

A. Tu le zappes pour rester au lit plus longtemps.
B. Tu attrapes une tartine et tu files.
C. Tu manges des céréales ou du pain, du lait et un fruit : un vrai petit déj, quoi !

Que fais-tu le dimanche midi ?

A. Tu engloutis six pommes de terre noyées sous la sauce. La viande et les légumes verts, non merci !
B. Tu te sers un peu de chaque plat et tu n'en laisses pas une miette.
C. Tu prends quelques pommes de terre, beaucoup de légumes verts (tu adores !), du rôti et juste un peu de sauce.

Tu as un petit creux. Que choisis-tu ?

A. Une barre chocolatée.
B. Du pain, des chips…, ce qui vient.
C. Un fruit frais ou des fruits secs.

Tu sors manger avec des copains. Que prends-tu ?

A. Un hamburger-frites.
B. La même chose que les autres.
C. Poulet, pommes de terres et légumes.

Tu as soif. Que bois-tu ?

A. Une cannette de soda sucré.
B. Sirop, jus de fruit…, ce que tu as sous la main.
C. Un verre d'eau ou un petit verre de jus de fruit pour atteindre tes 5 portions par jour.

Majorité de A
Pas très équilibré ! Essaie de manger plus de fruits et légumes, plus de viande et de poissons. Tu te sentiras beaucoup mieux !

Majorité de B
À toi le côté pratique ! Tu manges ce qui te tombe sous la main sans te poser de questions… Rappelle-toi : il faut prendre 5 fruits et légumes par jour !

Majorité de C
Tu manges très équilibré. Les bonnes habitudes que tu as prises, tu les garderas plus tard. Bravo !

Des kilos en trop ?

Aujourd'hui, un enfant sur cinq est en surpoids et de plus en plus d'ados sont obèses. La plupart du temps, ils mangent trop et ne bougent pas assez. Or, l'obésité est un facteur d'hypertension ou de diabète. Parce qu'être gros est souvent mal vu, ces ados ont une mauvaise image d'eux-mêmes, ils sortent moins et se sentent de plus en plus seuls.

Fais la guerre aux kilos superflus

- Prends de bonnes habitudes alimentaires.
- Fais du sport régulièrement.
- Ne te fixe pas un nombre précis de kilos à perdre.

Une aide psychologique peut t'aider à résoudre tes problèmes si tu as une mauvaise image de toi, par exemple. Demande conseil à ton médecin.

TROP CI,

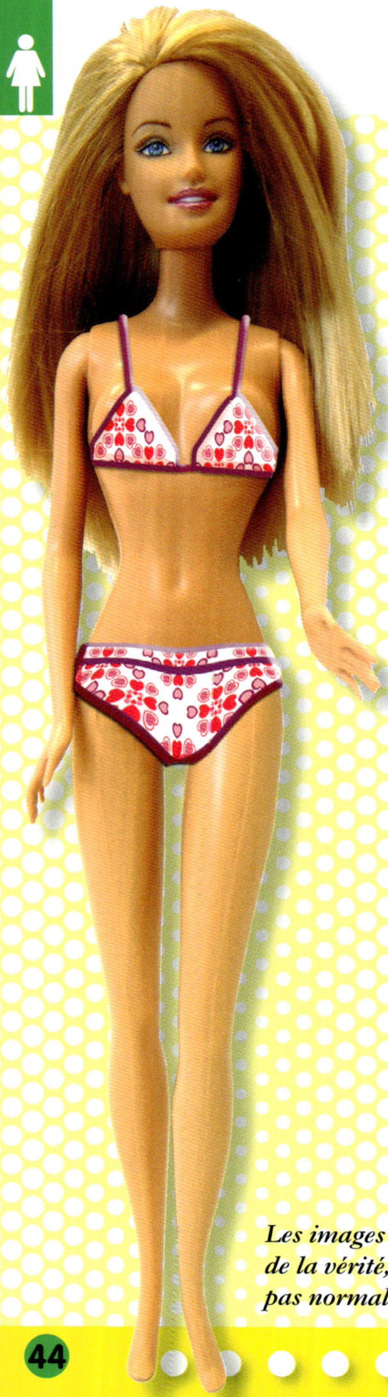

Trop gros, trop maigre, trop grand, trop petit ? Ton corps est en pleine transformation. C'est excitant et inquiétant à la fois, mais reste zen !

« Je ne me reconnais plus ! »

Le changement est effrayant. Et, avec toutes ces hormones qui te titillent, il se peut que tu n'aimes plus ton apparence. Tu te compares même aux top models que tu vois dans les magazines ou à la télé. Mais leur corps est-il vraiment parfait ? Est-il possible de leur ressembler ?

Corps de rêve ou images trompeuses ?

Les stars sont photogéniques, mais les apparences sont trompeuses : les photos et les films sont souvent retouchés pour qu'elles aient l'air plus belles. De plus, elles ont du temps et de l'argent pour soigner leur look et s'offrir des vêtements qui les mettent en valeur. N'oublie pas que beauté ne rime pas avec minceur. La personnalité joue beaucoup dans la séduction !

Mincir à tout prix ?

Lorsqu'on est obsédé par son corps et par la minceur, il arrive qu'on tente de modifier son apparence en changeant sa façon de manger. Attention ! Certains ados sont ainsi victimes de troubles alimentaires graves. Or, à la puberté, le corps grandit beaucoup et a plus que jamais besoin d'une nourriture équilibrée. C'est pourquoi ces troubles sont très dangereux. Le plus répandu dans cette tranche d'âge est l'anorexie mentale.

Les images de corps qui nous entourent sont loin de la vérité, alors on se dit parfois qu'on n'est pas normal : mais c'est totalement faux !

pas assez **ça !**

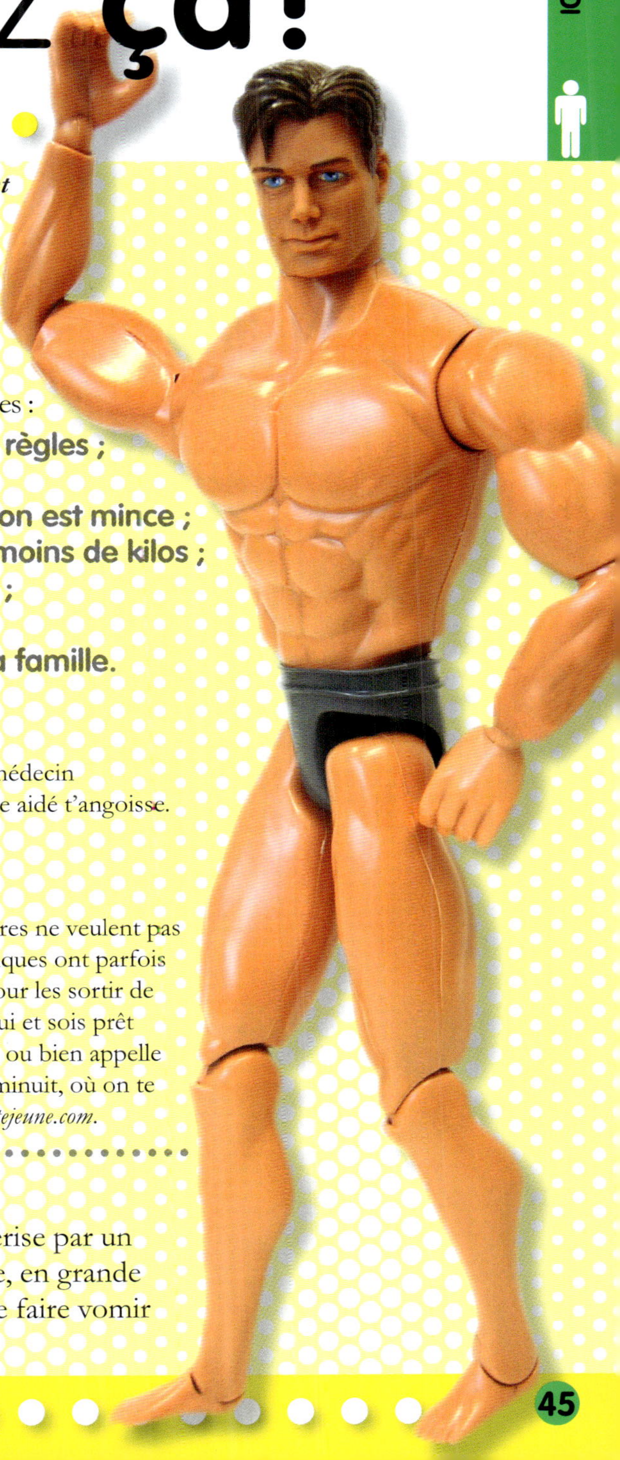

Les troubles alimentaires touchent principalement les filles, mais aujourd'hui un cas d'anorexie sur dix concerne un garçon.

Démasquer l'anorexie

C'est un refus de manger, souvent pour mincir.
Attention, ALERTE si on note plusieurs de ces signes :

* **une grosse perte de poids, l'arrêt des règles ;**
* **l'angoisse permanente de grossir ;**
* **le besoin de faire un régime alors qu'on est mince ;**
* **la sensation d'être gros, même avec moins de kilos ;**
* **un dégoût pour beaucoup d'aliments ;**
* **l'obsession de la nourriture ;**
* **le refus de manger avec les amis et la famille.**

Que faire…

Si tu penses être anorexique, parles-en sans tarder à ton médecin ou à un adulte en qui tu as confiance, même si l'idée d'être aidé t'angoisse. C'est urgent ! Ta vie en dépend peut-être.

Comment aider un ami

Pas facile. Souvent, ceux qui ont des problèmes alimentaires ne veulent pas en parler. Mais ça n'empêche pas de les aider. Les anorexiques ont parfois besoin que les amis ou la famille fassent le premier pas pour les sortir de cette situation. Si tu veux aider un ami, sois patient avec lui et sois prêt à l'écouter. Surtout, fais-en part à un parent ou à un prof, ou bien appelle Fil Santé Jeune au 32 24, tous les jours entre 8 heures et minuit, où on te conseillera. Tu peux aussi échanger sur le forum de *filsantejeune.com*.

Et la boulimie ?

C'est un trouble alimentaire grave qui se caractérise par un besoin incontrôlable d'absorber de la nourriture, en grande quantité et souvent en cachette, puis parfois à se faire vomir pour ne pas prendre de poids.

Les boutons

C'est toujours au mauvais moment que ça commence à chatouiller. Tu sens que le bouton arrive, et voilà, il est là ! Boutons, pustules, acné, quel que soit leur nom, l'horreur… Certains ados ont la chance de passer au travers, mais pour d'autres, quelle plaie !

Pourquoi maintenant ?

À la puberté, les glandes sébacées situées juste sous la peau s'activent davantage. Du sébum en excès se trouve parfois piégé dans un follicule pileux et n'arrive pas à s'éliminer par les pores de la peau, comme c'est le cas d'habitude. Le sébum s'accumule, forme comme un bouchon, et c'est le bouton assuré. On peut en avoir sur le visage, le cou, les épaules et le dos.

Zoom sur l'acné

- L'acné est très courante chez les ados.
- Entre 11 et 30 ans, huit personnes sur dix ont au moins une fois des crises d'acné.
- Les femmes sont touchées plus tôt, et plus souvent à l'âge adulte.
- Il existe une forme sévère d'acné, et les hommes ont dix fois plus de risques d'en souffrir.
- Quatre adolescents sur dix ont une acné qui nécessite un traitement médical.
- Une grosse crise d'acné entraîne des problèmes émotionnels et sociaux : manque de confiance en soi, mauvaise image de soi, gêne, frustration.
- Il n'y a aucun moyen d'éviter l'acné.

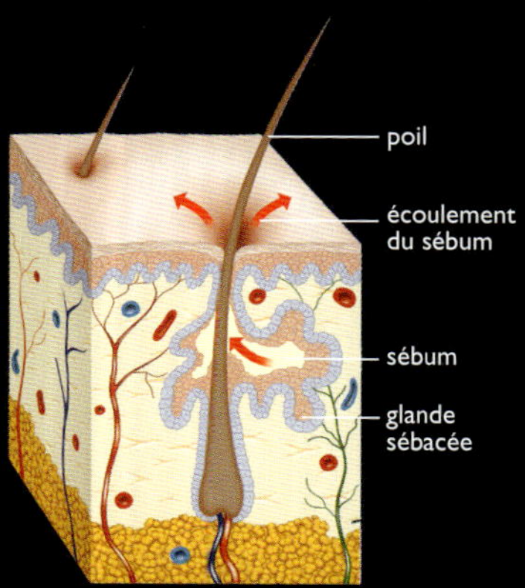

Follicule pileux normal
Les pores de la peau produisent une substance grasse appelée sébum. À cause des hormones, la peau en produit parfois trop.

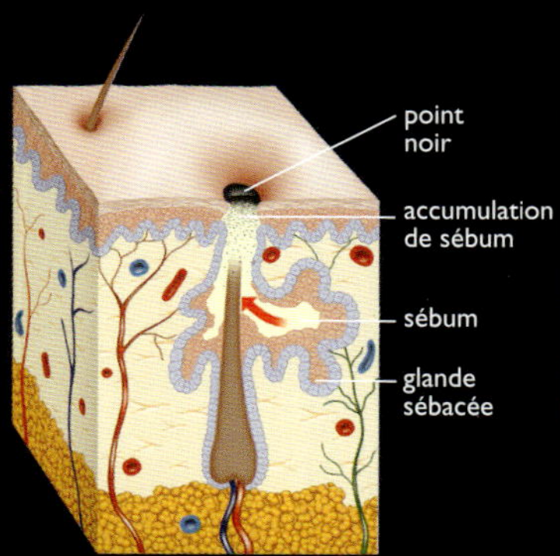

Point noir
Si le pore s'obstrue, un point noir apparaît, qui forme comme un bouchon.

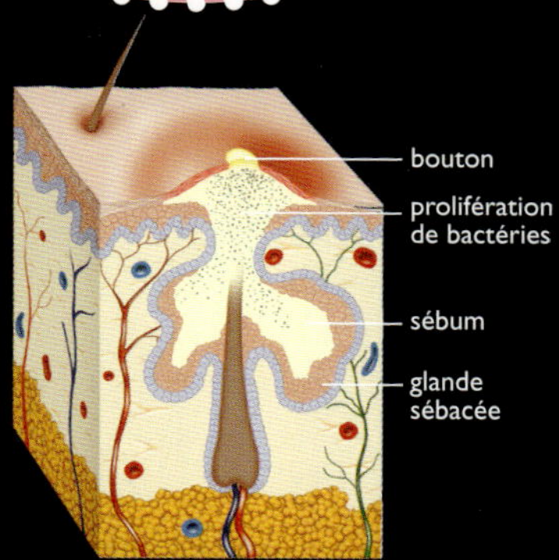

Follicule infecté
Sous le point noir, le sébum piégé peut devenir un nid à bactéries. Il s'enflamme et un bouton apparaît.

À mort les boutons, vive la peau lisse !

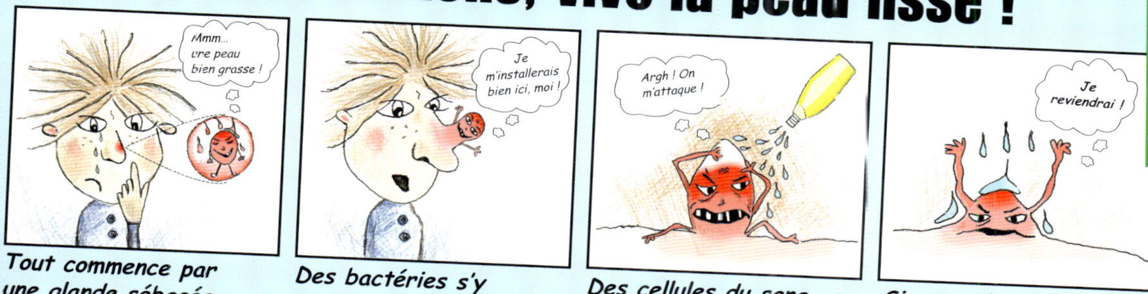

Tout commence par une glande sébacée qui se bouche.

Des bactéries s'y accumulent et forment une bosse rouge qui fait mal.

Des cellules du sang viennent combattre l'infection, produisant du pus blanc.

Si on y ajoute un traitement, c'est l'arrêt de mort du bouton.

Le plan de bataille

On n'a pas tous besoin du même traitement. Des crèmes anti-acné en vente libre et des compléments alimentaires (zinc) aux antibiotiques prescrits par un médecin, le problème est de trouver ce qui marchera pour toi.

Règles générales

- Lave-toi une ou deux fois par jour avec des gels et des pains dermatologiques sans savon.
- Si tu utilises une crème hydratante ou une crème « camouflage », choisis-la adaptée à la peau acnéique.
- Évite d'appliquer des antiseptiques et des produits alcoolisés comme les parfums.
- Ne va jamais au soleil sans protection.
- Ne touche pas ton visage si tu as les mains sales. Et surtout ne manipule pas tes boutons, tu pourrais les infecter.
- Si l'acné persiste, consulte un médecin.

VRAI ou FAUX ?

Parmi ces *idées reçues* sur l'acné, trouve lesquelles sont vraies.

1. Manger du chocolat et des chips donne des boutons.
2. On a des boutons parce qu'on ne se lave pas assez.
3. Une modification hormonale entre deux et sept jours avant les règles favorise les boutons.
4. Un peu de soleil, si l'on met une crème protectrice, atténue les boutons.
5. Percer ou presser les boutons les fait partir.
6. Porter un casque, un sac à dos, un col ou des vêtements serrés peut donner des boutons.
7. Mettre des tartines de crème grasse sur la peau peut donner des boutons.

RÉPONSES
Vrai : 3, 4, 6, 7. Faux : 1, 2 et 5.

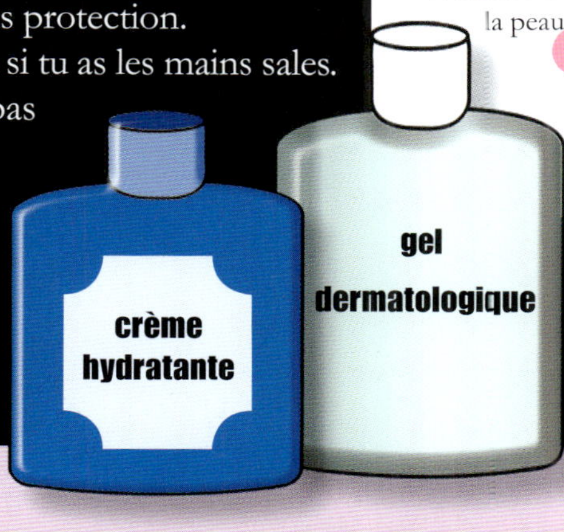

C'est la *jungle...*

Dans la cour de récré, on se croirait presque dans un documentaire animalier. Regarde ces types de comportement : ***tu en reconnaîtras sûrement quelques-uns dans TON collège.***

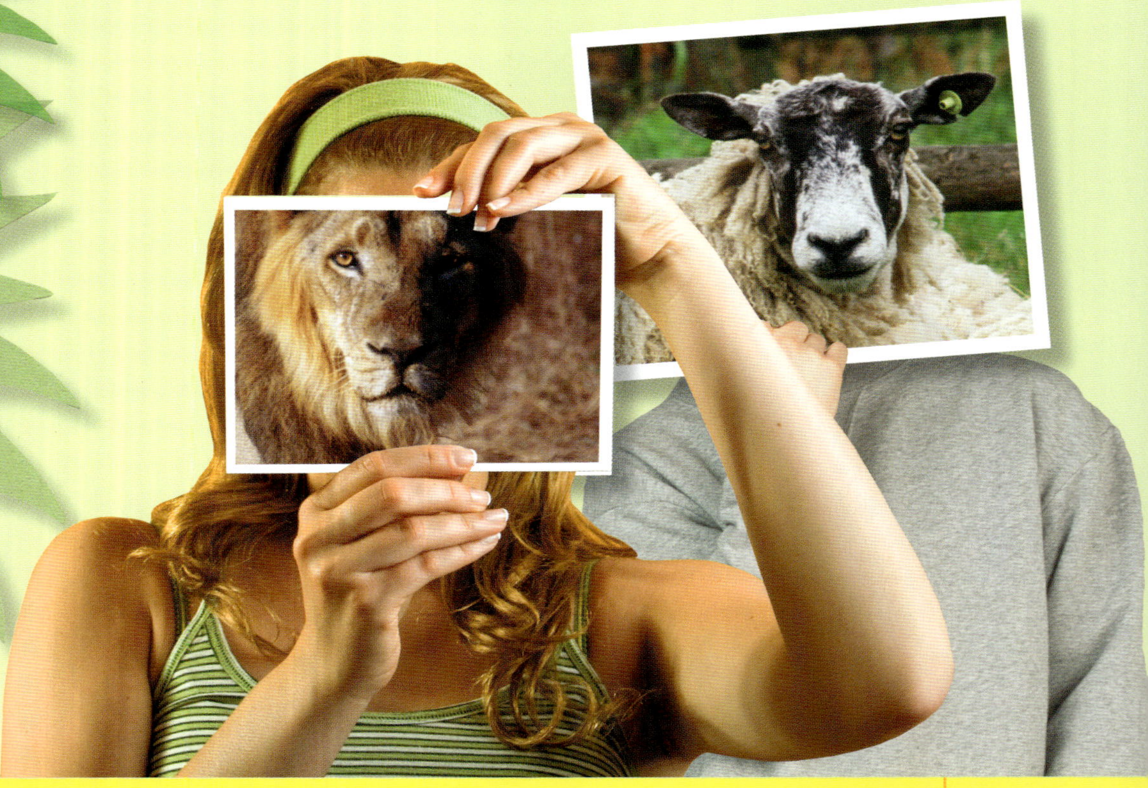

Voici une expérience menée avec des ados sur un simulateur de conduite.

Les joueurs doivent aller le plus loin possible en un temps donné. Sur la route se trouvent huit feux qui passent à l'orange quand ils approchent.

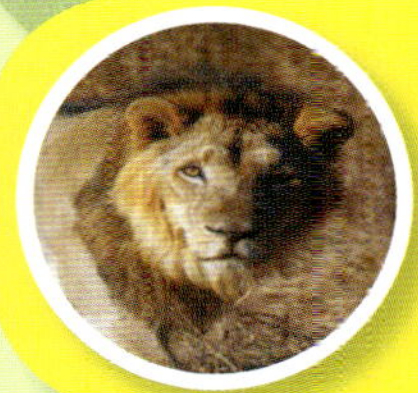

Le lion C'est naturel, il y a toujours quelques enfants meneurs dans la cour de récré. Chez les hommes préhistoriques (nous en descendons tous), chaque tribu, comme les troupeaux de lions, avait besoin d'un chef pour bien fonctionner. En revanche, s'il y a trop de meneurs, c'est la pagaille. Cela affaiblit la tribu au lieu de la renforcer.

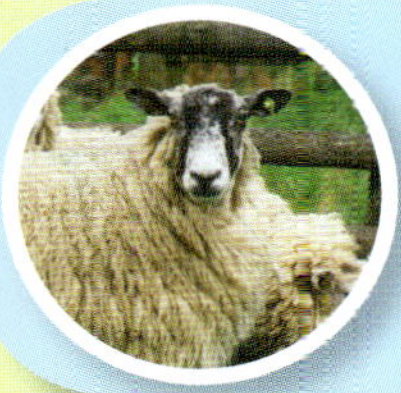

Le mouton Qui dit meneur dit suiveurs, et en général, comme les moutons, les gens n'aiment pas se démarquer. Après tout, c'est toujours le chef qui prend quand la situation tourne mal. À la puberté, tu ressens peut-être plus qu'avant le besoin d'agir comme les autres et de leur ressembler.

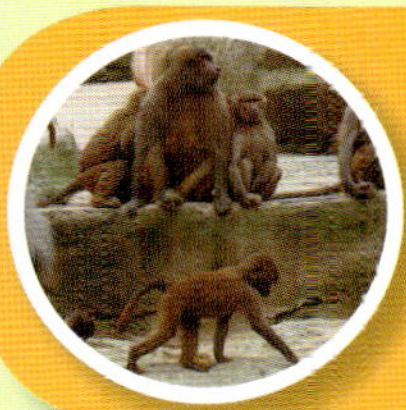

Le singe Pour la même raison que les singes se déplacent en groupe, les gens aiment se rassembler. Chacun a ainsi l'impression d'avoir sa place et d'être protégé. Même si on n'a plus à se défendre contre des bêtes sauvages, on se sent en sécurité et plus heureux. Cette sensation s'accentue à la puberté.

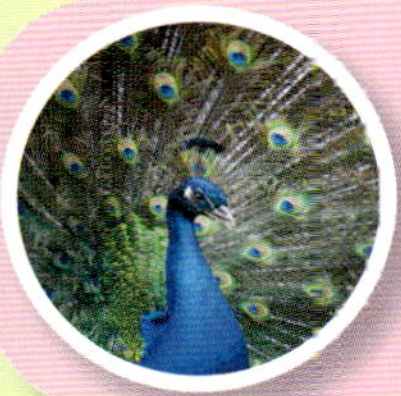

Le paon À la manière des paons qui font la roue pour montrer leurs belles plumes, certains enfants ont besoin de se pavaner. Les hommes ont toujours utilisé des objets pour afficher leur puissance. Aux temps préhistoriques, c'était à qui aurait le plus de bétail, aujourd'hui, les baskets ou le MP3 dernier cri jouent ce rôle.

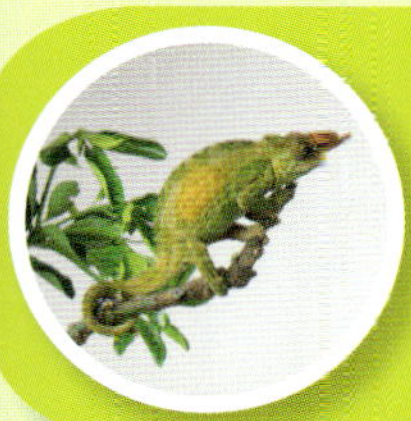

Le caméléon Certains enfants sont de vrais caméléons : ils changent de look, de copains, de style et s'entendent avec tout le monde. En général, ils sont rigolos et sympas. Ce sont de bons amis, mais n'espère pas les garder juste pour toi.

Dilemme : soit s'arrêter et perdre du temps, soit passer et prendre le risque de l'accident.
Résultat : un ado prend deux fois plus de risques si ses camarades se trouvent dans la pièce que s'il est seul. Chez les adultes, cet effet n'existe pas.

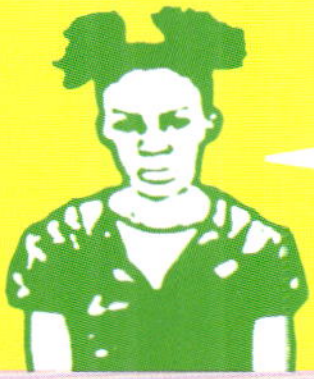

Je voulais me faire accepter et m'intégrer au groupe. C'est super important pour un ado comme moi, et c'est totalement humain !

LE HARCÈLEMENT

On est tous différents, et chacun de nous évolue à son rythme. Malheureusement, ***les décalages physiques*** et ***émotionnels*** servent parfois de prétexte à certains ados qui veulent s'en ***prendre aux autres***.

ÊTRE HARCELÉ

Si une personne ou plusieurs se moquent de toi, t'insultent ou te font des ennuis, il y a harcèlement. Il peut s'agir d'actions physiques ou d'attaques verbales. Résultat : tu as peur et tu es malheureux. À cause de cette intimidation, tu finis par éviter certains endroits ou certains amis, que tu as tout à fait le droit de fréquenter et que tu apprécies.

D'OÙ VIENT LE HARCÈLEMENT ?

Beaucoup de raisons peuvent conduire un individu à vouloir intimider quelqu'un d'autre. La plupart du temps, il s'agit d'un jeune qui a des problèmes et qui a lui-même été victime de harcèlement. Il y a aussi le fait que, à la puberté, on ne comprend pas très bien tous les changements qui touchent le corps. On ne sait pas comment réagir et on se sert de différences physiques, raciales ou sexuelles pour prendre le dessus sur un autre. Il arrive que le prétexte soit insignifiant, comme le fait d'être nouveau dans une école. Ces petits tyrans utilisent le moindre prétexte pour harceler un plus faible et frimer devant leurs copains. Ceux qui les encouragent ne sont pas plus malins qu'eux.

LES TYPES DE HARCÈLEMENT

- **PHYSIQUE** – Les coups de poing, les coups de pied, les blessures, le racket.
- **VERBAL** – Les injures, qui peuvent blesser profondément, fréquentes dans tous les types de harcèlement.
- **SEXUEL** – Les attouchements, les allusions déplacées, ou le fait de forcer la victime à faire ou à subir des gestes qu'elle ne comprend pas ou ne veut pas accomplir.
- **VIRTUEL** – L'emploi de nouvelles technologies, comme les mails ou les SMS, qui permettent aux harceleurs de toucher leurs victimes même en privé, 24 heures sur 24 et n'importe où.
- **PAR REJET** – Parfois, toute une bande ignore une personne ou l'exclut d'un groupe, d'un club ou d'une activité pour la brimer.

COMMENT RÉAGIR ?

Ne souffre pas en silence…

SURTOUT, PARLES-EN !

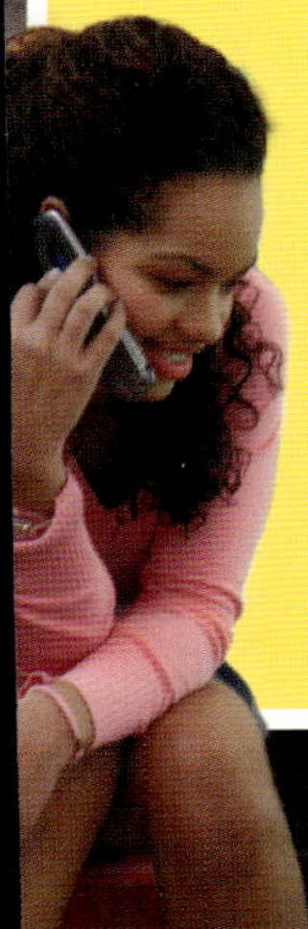

Il n'y a pas de honte à avoir. Dis-le à tes parents ou à un prof, ils sont là pour t'aider.

Le harcèlement est inacceptable ! Si tu connais quelqu'un qui en est victime, tu dois en parler à un adulte. Tu peux rester anonyme si tu le souhaites.

Pas facile d'en parler à tes parents ou à un prof ? Appelle le 119 (Allô Enfance maltraitée).

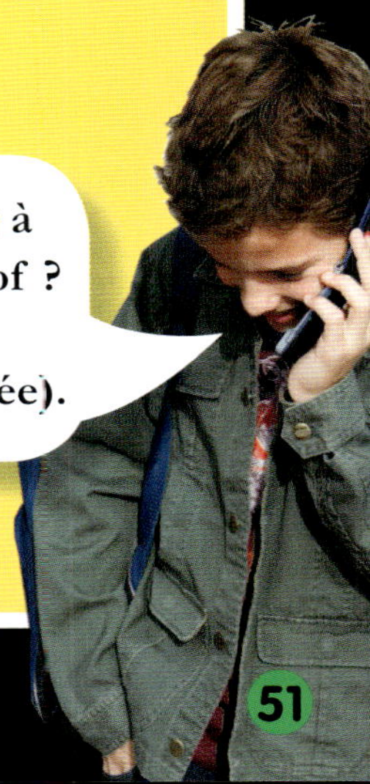

BANDE OU CLAN ?

L'amitié est très importante quand on est ado. Le fait de savoir qu'on est tous dans le même bateau rapproche et renforce les liens. Pourtant, parfois ça met aussi mal à l'aise : alors choisis bien tes copains.

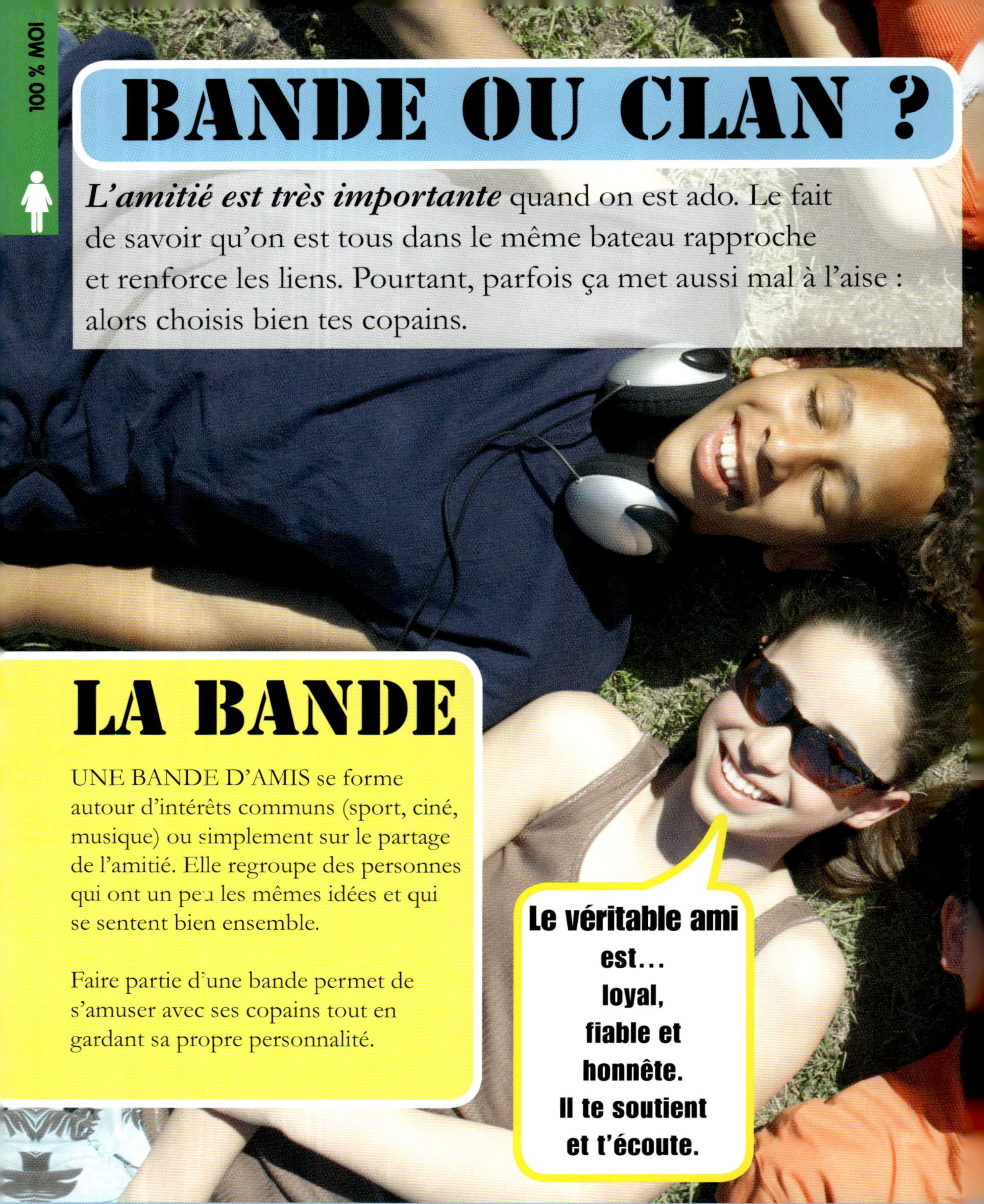

LA BANDE

UNE BANDE D'AMIS se forme autour d'intérêts communs (sport, ciné, musique) ou simplement sur le partage de l'amitié. Elle regroupe des personnes qui ont un peu les mêmes idées et qui se sentent bien ensemble.

Faire partie d'une bande permet de s'amuser avec ses copains tout en gardant sa propre personnalité.

Le véritable ami est... loyal, fiable et honnête. Il te soutient et t'écoute.

N'OUBLIE PAS ! L'adolescent doit être respecté. Si on t'oblige à faire

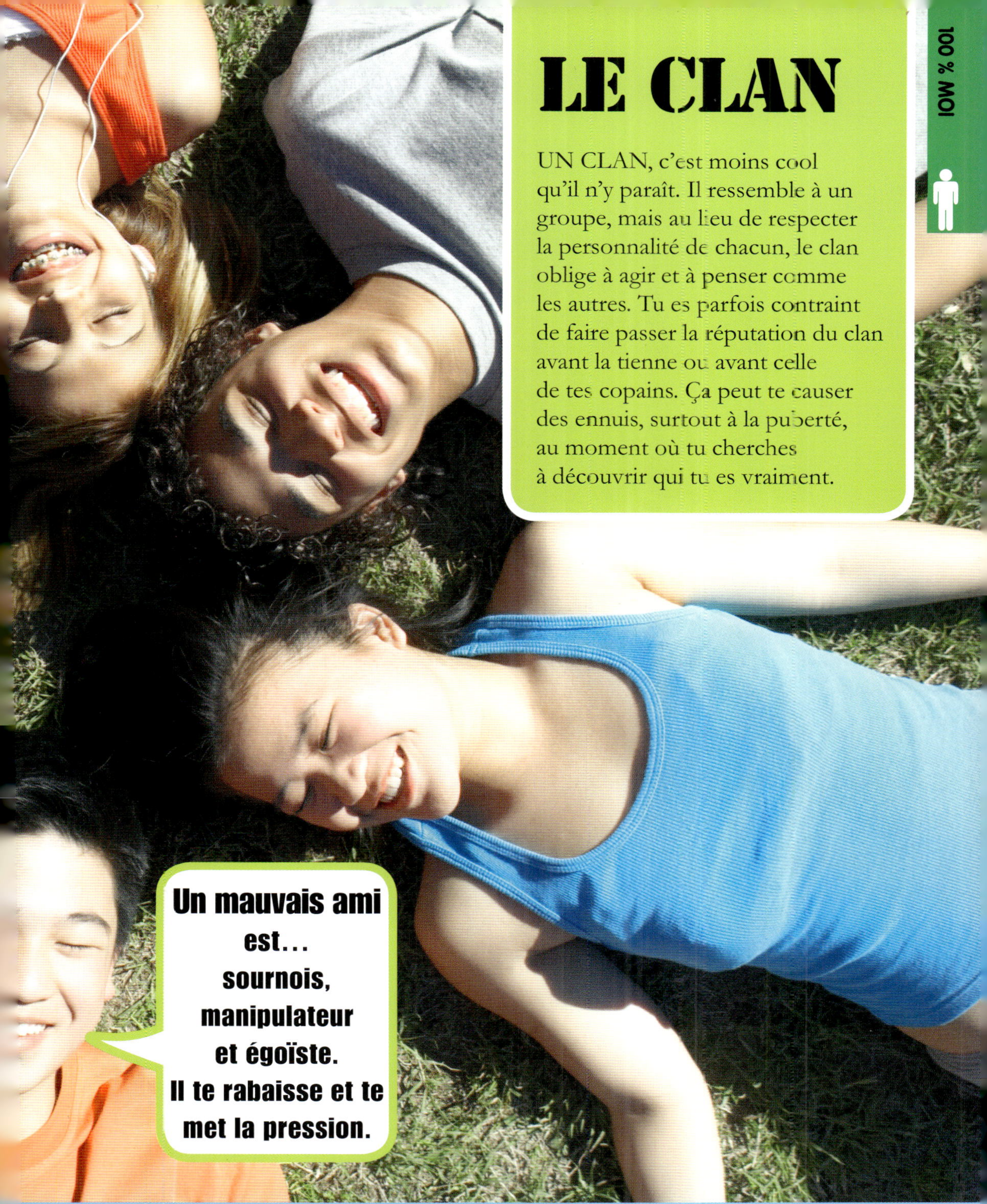

LE CLAN

UN CLAN, c'est moins cool qu'il n'y paraît. Il ressemble à un groupe, mais au lieu de respecter la personnalité de chacun, le clan oblige à agir et à penser comme les autres. Tu es parfois contraint de faire passer la réputation du clan avant la tienne ou avant celle de tes copains. Ça peut te causer des ennuis, surtout à la puberté, au moment où tu cherches à découvrir qui tu es vraiment.

Un mauvais ami est... sournois, manipulateur et égoïste. Il te rabaisse et te met la pression.

des choses qui te déplaisent en allant contre ta volonté, n'hésite pas à dire NON !

J'ASSUME CE QUE JE FAIS !

À l'adolescence, ton cerveau est encore en évolution : en effet, les **noyaux gris centraux**, qui assistent le **cortex frontal** responsable de la pensée logique, ne sont pas achevés. Comme peu à peu tu deviens adulte, tu apprends à **contrôler tes actes**. Tu **assumes** ce que tu fais.

La croissance du cerveau s'effectue à un rythme propre à chacun. **LES SCIENTIFIQUES** ont décelé des différences entre les filles et les garçons.

Les amygdales cérébrales (responsables des réactions instinctives et des **émotions**) poussent plus vite chez les garçons.

Le cervelet, qui gère la **coordination physique**, est plus gros de 14 % chez les garçons.

L'hippocampe, intervenant dans la **mémoire**, se développe plus vite chez les filles.

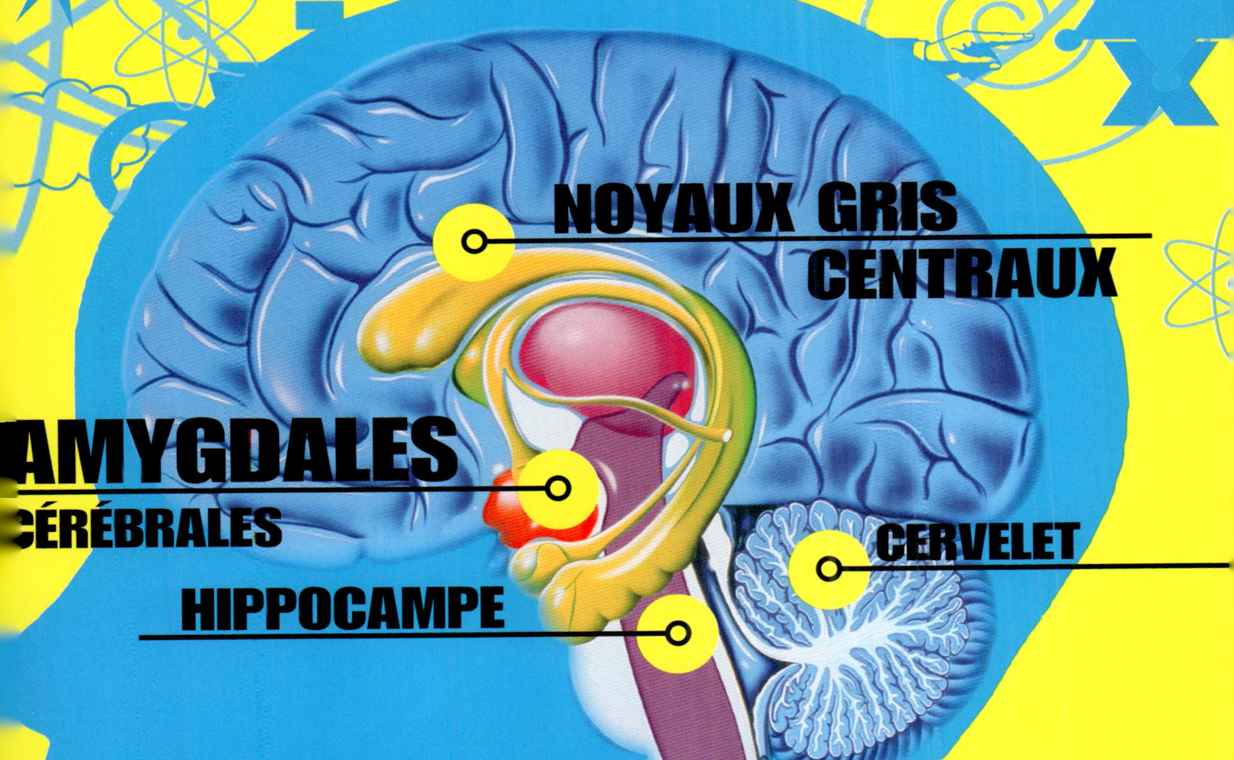

À l'adolescence, le cerveau poursuit son développement. On a démontré que si la taille du cerveau n'augmente que de 5 % à ce stade, certaines de ses parties varient beaucoup plus.

Les adolescents ont soudain de nouveaux centres d'intérêt. Ils se comportent différemment et prennent souvent des risques ; c'est pourquoi ils ont encore besoin d'être guidés par des adultes.

LÂCHEZ

Défense d'entrer

Tes parents te semblent plus *casse-pieds* qu'avant ! *Qu'est-ce qui se passe ?* Tu es en train de devenir ***adulte,*** tu ne les regardes plus avec un œil d'enfant.

Normal ! Tu as envie d'une certaine indépendance, et ça perturbe tes relations avec eux. C'est aussi ça, l'adolescence : la plupart des parents le comprennent et laissent un peu plus de liberté à leur enfant. Mais, parfois, c'est le conflit.

LE TOP 5 DES CONFLITS AVEC LES PARENTS

**!*?!?*
Ils veulent que tu partes en vacances avec eux, et toi tu aimerais rester avec tes copains.

Tu as très envie d'aller à un festival de musique. Tous tes amis y vont… Tes parents disent NON !

Tu veux te faire percer les oreilles ou colorer les cheveux, et ils ne sont pas d'accord.

Ils limitent l'accès à l'ordinateur ou t'interdisent de regarder certaines émissions.

Ils n'apprécient pas certains de tes nouveaux amis.

La liste des sujets de discorde est encore longue… En fait, plus tu grandis, plus tu as l'impression que la crise s'installe à la maison.

MOI UN PEU !

Allez, t'inquiète !

- Tes parents t'aiment et veulent ce qu'il y a de mieux pour toi. Gâcher ta vie n'est pas leur but !
- Les parents s'inquiètent pour leurs enfants : parfois trop, bien sûr, mais ça part d'une bonne intention.
- Les tiens doivent s'habituer à te voir grandir. C'est difficile pour eux d'accepter l'idée que tu n'es plus un bébé.
- Tes parents ont fixé des règles à la maison, et ce n'est pas parce que tu grandis qu'elles disparaissent.

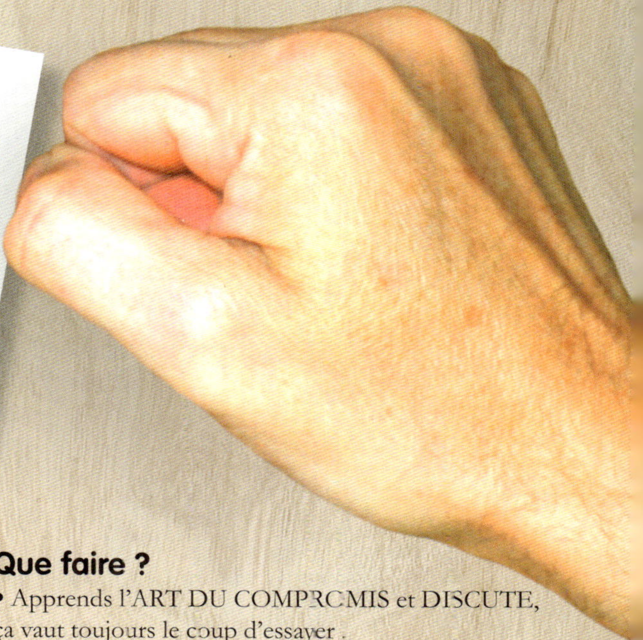

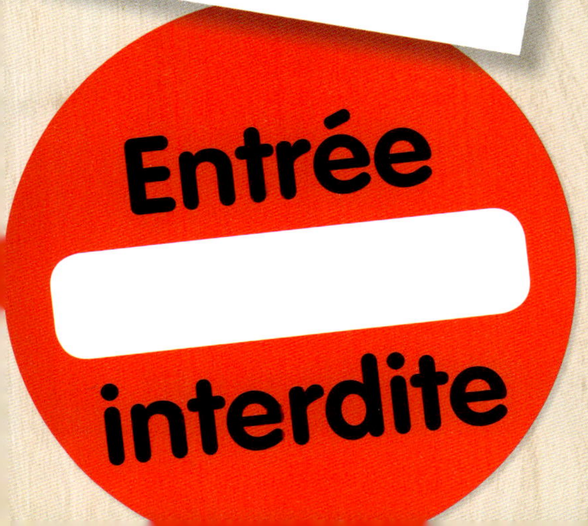

Que faire ?

- Apprends l'ART DU COMPROMIS et DISCUTE, ça vaut toujours le coup d'essayer.
- Prouve qu'on peut te FAIRE CONFIANCE, ça marche à chaque fois. Si tes parents peuvent compter sur toi, ils te laisseront plus libre.
- Dis-leur toujours OÙ tu es, avec QUI, à QUELLE HEURE tu rentres, et respecte les horaires. Ça suffira à les rassurer, pas besoin de donner tous les détails.

DEUX PLANÈTES ?

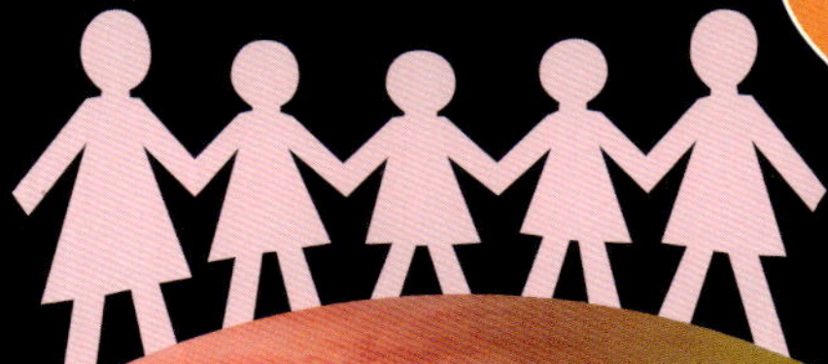
J'adore tes baskets… Tu les as achetées où ?
Chez Hip-Hop, au centre commercial. Ils les ont aussi en bleu et en rouge. Tiens, en faisant du shopping, je suis tombée sur Justine. Tu sais qu'elle voit toujours Suzie ?

Côté *Filles*

Les filles adorent parler des autres. Elles échangent des secrets, racontent leurs envies, leurs rêves… Elles aiment discuter garçons et shopping. Elles sont fortes pour exprimer leurs sentiments. La conversation est vraiment leur truc !

Les filles trouvent que les garçons…

... sont immatures : impossible de parler sérieusement avec eux !
... friment et s'expriment mal, juste pour faire style.
... se croient forts : tout dans les muscles, rien dans la tête !
... se moquent des autres et font les idiots.

Mais un garçon peut aussi être…

... courtois, serviable, sérieux
et super gentil.

Essaie de ne pas juger l'autre sexe et de ne pas généraliser.

Hommes et femmes ont souvent du mal à se comprendre, comme s'ils venaient de planètes différentes. Les **GARÇONS** sont-ils tous des frimeurs et les ***Filles*** toutes des pestes ? C'est facile de généraliser, mais mieux vaut voir la personnalité de chacun.

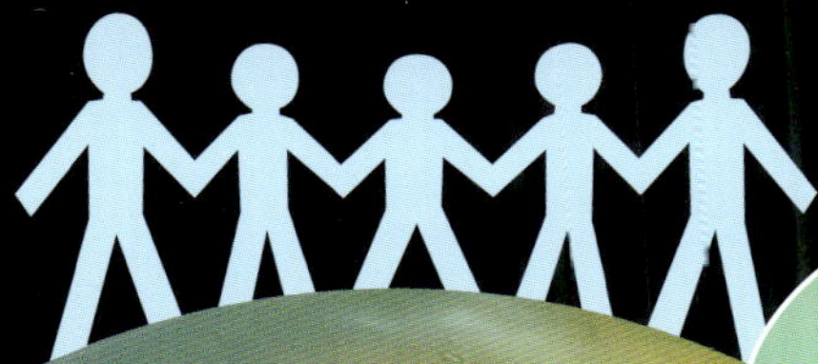

T'as vu mon nouveau MP3 ? Avec 160 gigas, je peux stocker 40 000 chansons. C'est top… Et en plus il fait vidéo !

Cool ! T'as vu le match dimanche ? J'y suis allé avec mon père : beau jeu ! Benzema a marqué 2 buts, ça fait 15 sur la saison. Presque aussi doué que moi !

Côté GARÇONS

Les garçons sont branchés électronique, sport, jeux, mécanique. Ils aiment savoir comment les choses fonctionnent. Ils s'expriment plus par leur comportement. Ils explosent quand ils sont en colère et s'isolent quand ils sont contrariés.

Les garçons trouvent que les filles…

... sont des pestes, qui se montent les unes contre les autres.
... sont des accros du shopping, en parlent pendant des heures.
... sont trouillardes, ont peur du noir, des araignées, de l'orage.
... font des caprices et sont de vraies girouettes.
... bavardent sans cesse, souvent pour ne rien dire !

Mais une fille peut aussi être…

… loyale, réservée, honnête et courageuse.

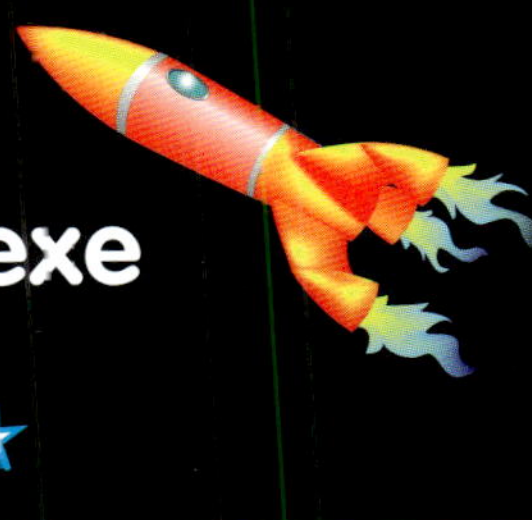

Essaie de ne pas juger l'autre sexe et de ne pas généraliser.

100 % garçon

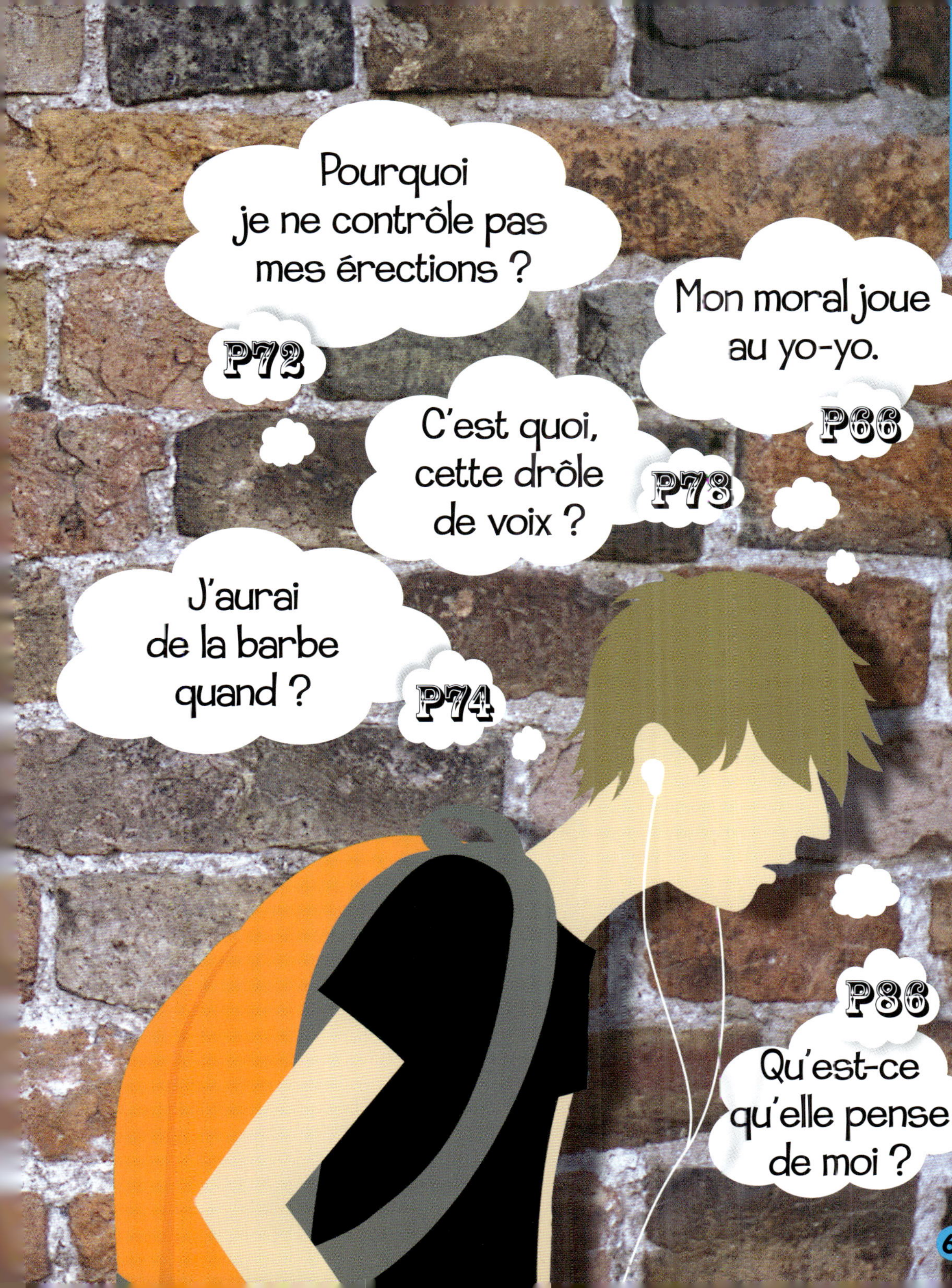
Pourquoi je ne contrôle pas mes érections ?
P72
Mon moral joue au yo-yo.
P66
C'est quoi, cette drôle de voix ?
P78
J'aurai de la barbe quand ?
P74
P86
Qu'est-ce qu'elle pense de moi ?

Pourquoi les garçons sont des GARÇONS ?

FILLES et GARÇONS ont des points communs et des différences. Qu'est-ce qui fait de toi un garçon ? Ces quatre grands points développés ici.

1 Les hormones

La testostérone ! C'est cette puissante hormone masculine qui fait de toi un garçon. Tu en as toujours eu, mais, entre 11 et 14 ans, le taux monte en flèche. Ce pic contribue au démarrage de la puberté et influe sur ta façon de penser, ta croissance et ton comportement.

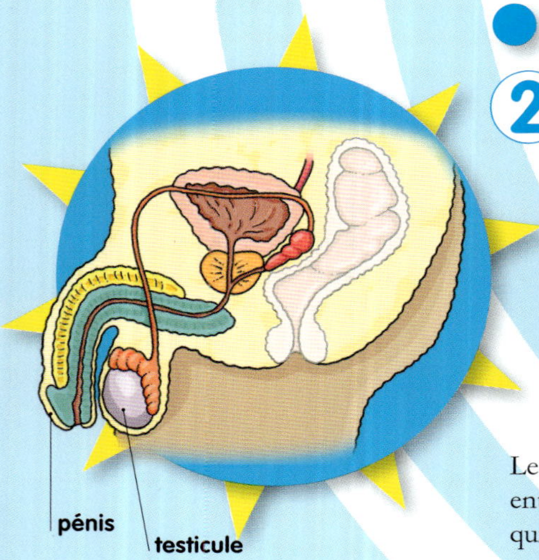

2 Les organes sexuels

Les organes sexuels masculins sont à l'extérieur du corps : le pénis et les deux testicules, qui fabriquent des spermatozoïdes et de la testostérone.

Les testicules fabriquent chaque jour entre 50 et 500 millions de spermatozoïdes, qui mettent entre 1 et 3 semaines pour arriver à maturité.

3 Le cerveau

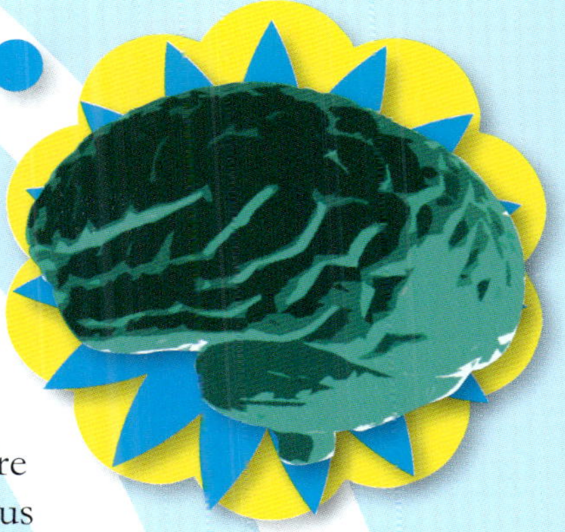

Cela fait longtemps que les chercheurs étudient le cerveau des filles et des garçons.

Ils ont décelé plusieurs différences entre les deux. Le cerveau des garçons est plus gros que celui des filles – malheureusement, ça ne nous rend pas plus intelligents. Il arrive à maturité plus tard, mais nous rattrapons vite les filles. Il dispose des mêmes facultés pour estimer les distances et les dimensions, ou bien pour se repérer dans l'espace.

4 Les chromosomes

Les chromosomes sexuels font partie des 23 paires de chromosomes qui se trouvent dans chacune des cellules de ton corps. Ils ont une forme de lettre, X ou Y, et déterminent ton sexe. Tu hérites d'un chromosome de chacun de tes parents : si tu reçois un X et un Y, tu es un garçon ; les filles reçoivent 2 X.

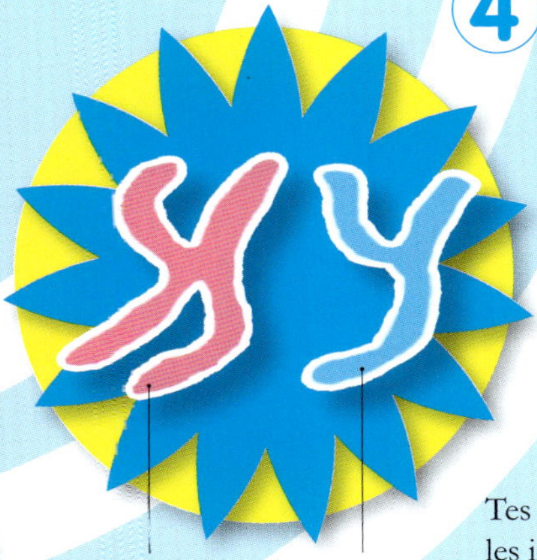

Tes chromosomes sont composés d'ADN et portent les informations transmises par tes parents qui font de toi ce que tu es. Toutes tes cellules comportent une paire de chromosomes XY et savent que tu es un garçon. Ça fait plus de 100 000 milliards de cellules intelligentes !

Le corps change.

Ton corps se transforme sans arrêt, ça fait partie de la croissance et du vieillissement. Les hommes passent par trois étapes au cours de leur vie.

1 L'enfance

Cette étape démarre à la naissance : elle dure jusqu'à la puberté.

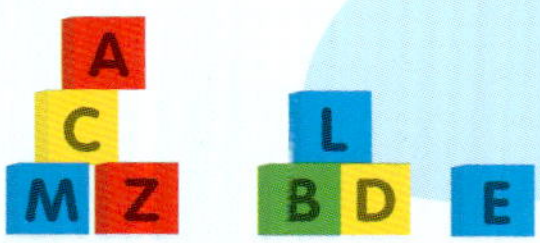

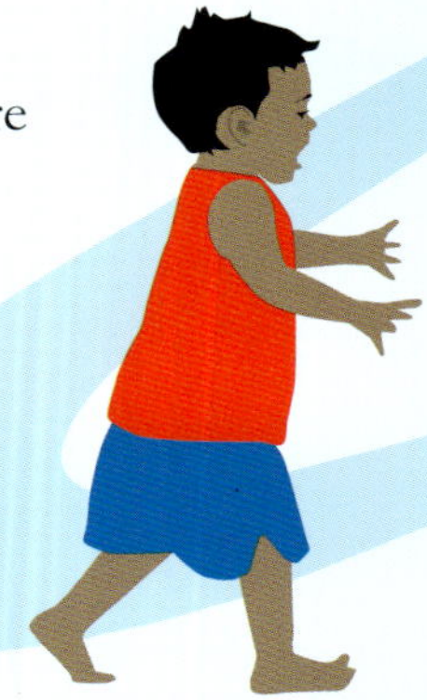

2 La puberté

C'est la transition entre l'enfance et l'âge adulte. Ton corps et tes émotions changent, et tu deviens capable de concevoir des enfants.

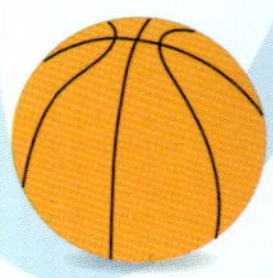

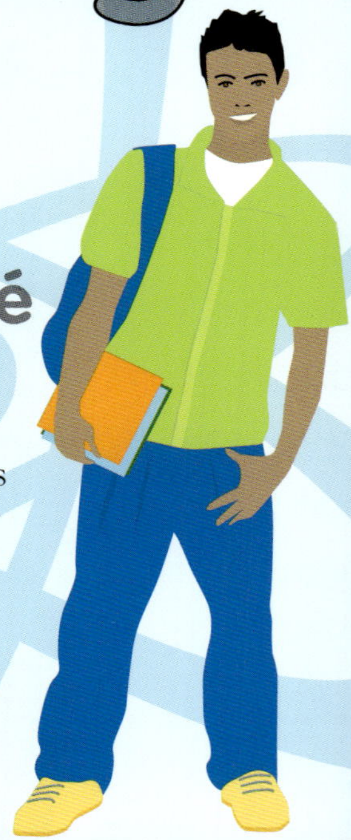

Silhouettes

À la puberté, tu grandis et ton corps change de forme. Ta nouvelle silhouette dépend de tes gènes et de la quantité des différents tissus et substances chimiques (comme les hormones) présents dans ton organisme.

N'OUBLIE PAS ! Ces silhouettes sont des modèles types, des extrêmes. En fonction de tes gènes, tu peux ressembler un peu aux trois.

PLUTÔT COSTAUD

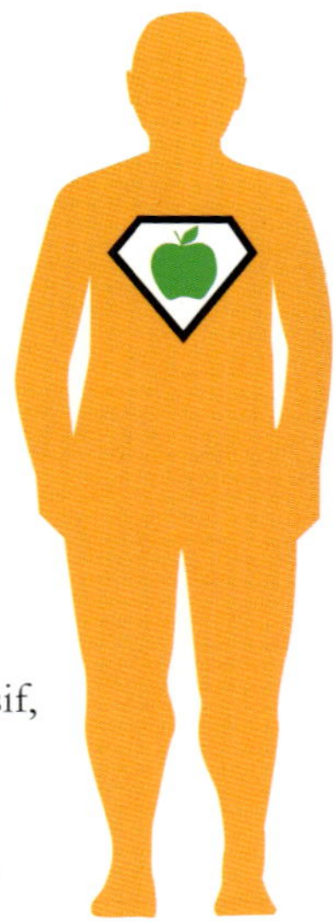

ENDOMORPHE (la pomme)

Cette silhouette se caractérise par une taille large et un squelette massif, dus à une augmentation des cellules graisseuses, surtout en haut du corps.

3 L'âge adulte

La croissance est terminée. Tu es un adulte !

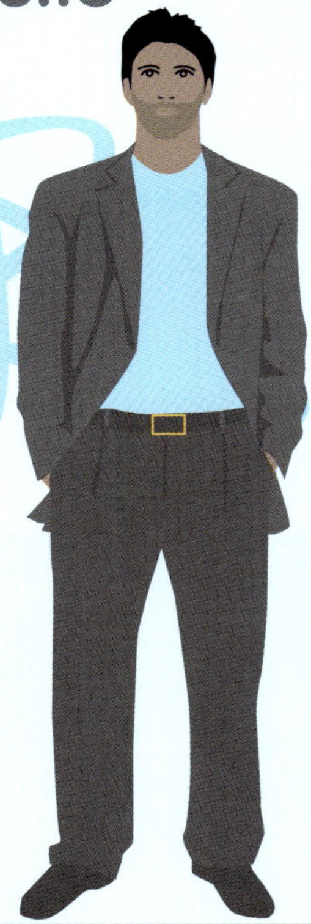

À s'arracher LES CHEVEUX !

La calvitie est un problème qui touche les hommes et presque jamais les femmes. Elle peut commencer à tout âge, mais rarement à l'adolescence. Il n'y a quasiment rien à faire pour lutter contre elle. Souviens-toi qu'il ne s'agit ni d'une maladie ni d'un handicap. C'est dans tes gènes…

Les hommes N'ONT PAS de ménopause. Leur fertilité DIMINUE au fil des années, mais ils peuvent encore avoir des enfants jusqu'à un âge avancé.

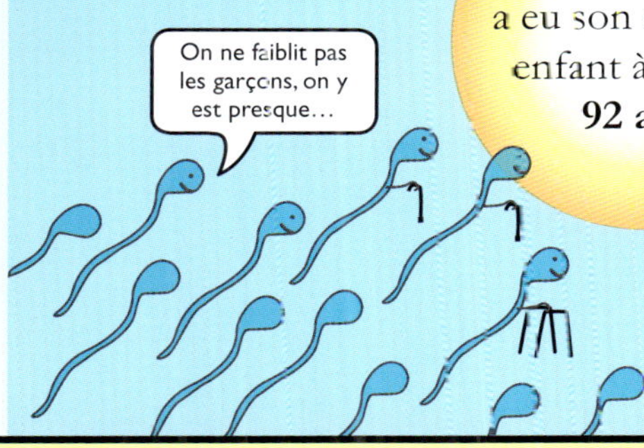

Un Australien a eu son ***neuvième*** enfant à l'âge de **92 ans** !

MONSIEUR MUSCLES

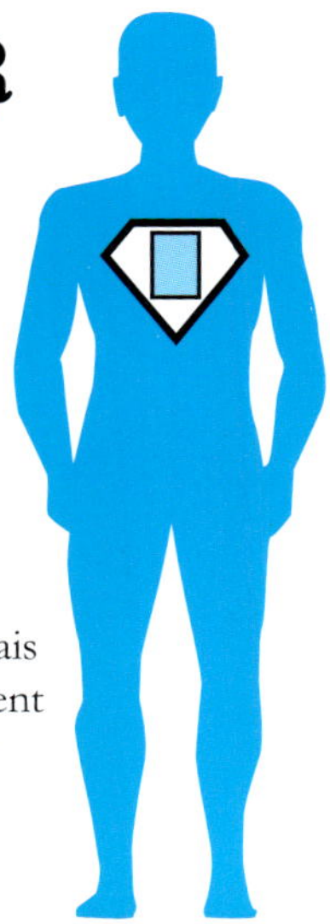

MÉSOMORPHE (le rectangle)

C'est la silhouette la plus musclée. Un squelette épais et peu de graisse s'associent à des épaules larges pour donner une apparence trapue.

TYPE EFFILÉ

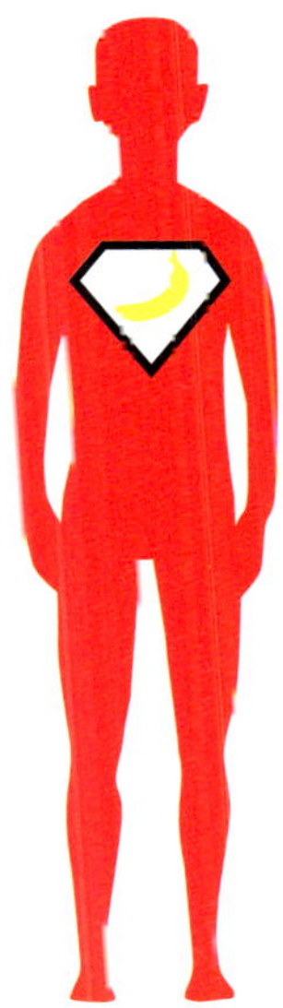

ECTOMORPHE (la banane)

Le corps est mince : les bras et les jambes sont longs, la partie haute du corps est courte et les épaules étroites.

LA TESTOSTÉRONE

La ***testostérone*** est la principale ***hormone sexuelle masculine.*** Fabriquée dans les testicules, elle déclenche la production de spermatozoïdes. Elle contribue ainsi au démarrage de la puberté, incitant ***ton corps à grandir*** et à se transformer. Elle influe sur ton apparence, mais aussi sur tes ***émotions*** et sur tes sentiments.

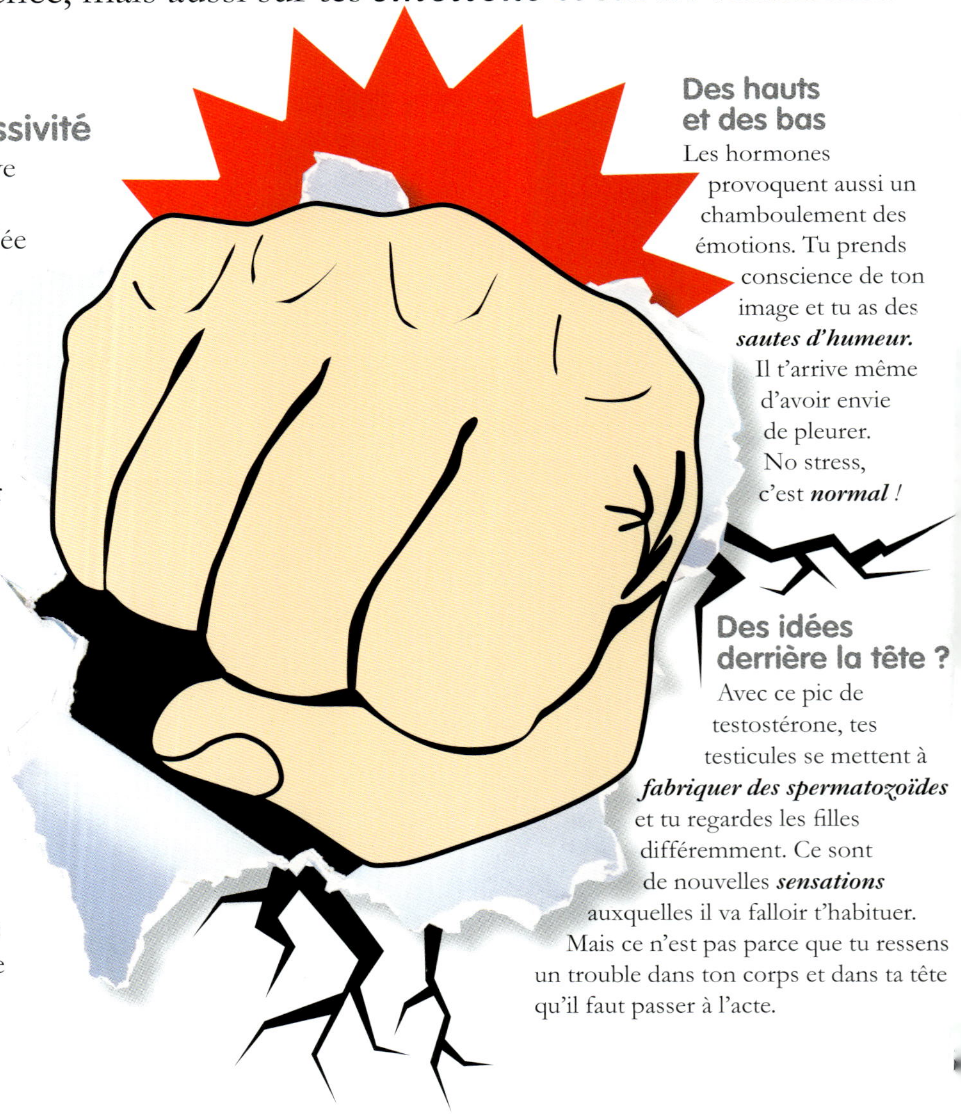

Plus d'agressivité

L'arrivée massive de testostérone (elle est multipliée par 9 à la puberté) peut avoir des effets secondaires. Elle te rend costaud et peut même agir pour ton bien-être. C'est encore elle qui fait pousser tes poils, muer ta voix et qui développe tes muscles. À cause d'elle, tu peux également te mettre plus vite en colère et être plus agressif.

Des hauts et des bas

Les hormones provoquent aussi un chamboulement des émotions. Tu prends conscience de ton image et tu as des ***sautes d'humeur.*** Il t'arrive même d'avoir envie de pleurer. No stress, c'est ***normal*** !

Des idées derrière la tête ?

Avec ce pic de testostérone, tes testicules se mettent à ***fabriquer des spermatozoïdes*** et tu regardes les filles différemment. Ce sont de nouvelles ***sensations*** auxquelles il va falloir t'habituer. Mais ce n'est pas parce que tu ressens un trouble dans ton corps et dans ta tête qu'il faut passer à l'acte.

L'HOMME DES CAVERNES

Les hommes préhistoriques doivent leur **SURVIE** à la testostérone.

Prix : 1 sanglier

l y a longtemps... *(très longtemps...)*

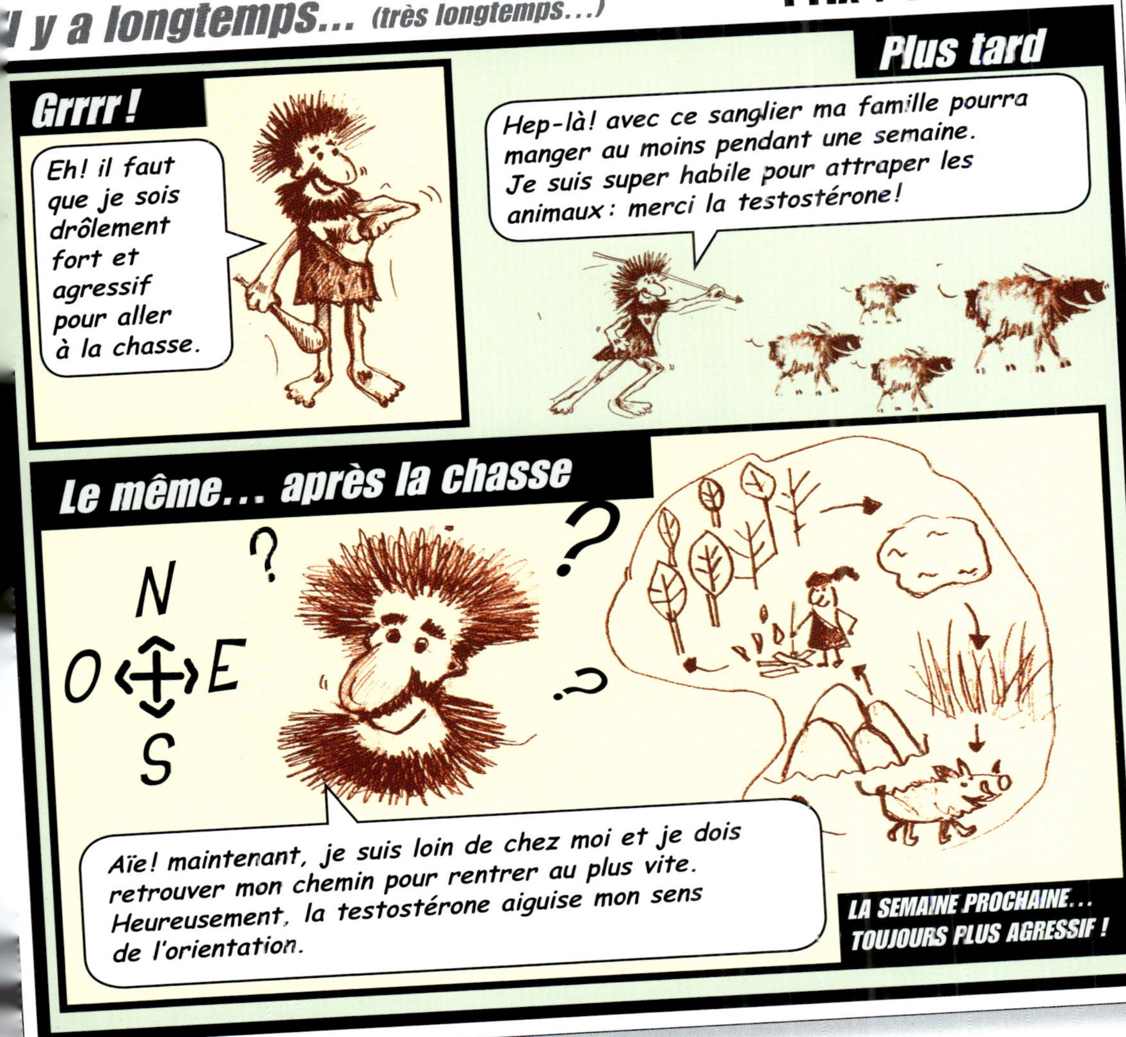

GARÇON > HOMME

DÉPART

La puberté peut commencer à tout moment entre 9 et 14 ans. La moyenne se situe à 11 ans.

Premiers signes pubertaires : les testicules grossissent, le scrotum devient rouge, le pénis s'allonge et des poils pubiens apparaissent.

Alerte ! Arrivée massive de testostérone (presque 10 fois plus que lorsque tu étais petit).

Ta peau devient plus grasse et tu transpires davantage. Lave-toi tous les jours avec soin.

Argh ! des BOUTONS !

Deux ans après le début de la puberté, les garçons ont un pic de croissance. Mais tous ne sont pas grands…

Certains garçons deviennent très musclés, d'autres non. Ça dépend de chacun !

Des poils partout !

Vers 14 ans, tu as parfois besoin de te raser.

Davantage de bagarres dans la c
de récré ? C'est la testostérone

La ***puberté*** est ***un vrai défi !*** Il vaut mieux savoir à quoi s'attendre. Suis les ***flèches*** pour en découvrir les ***étapes.*** Et n'oublie pas qu'il s'agit d'indications générales : chacun a son rythme.

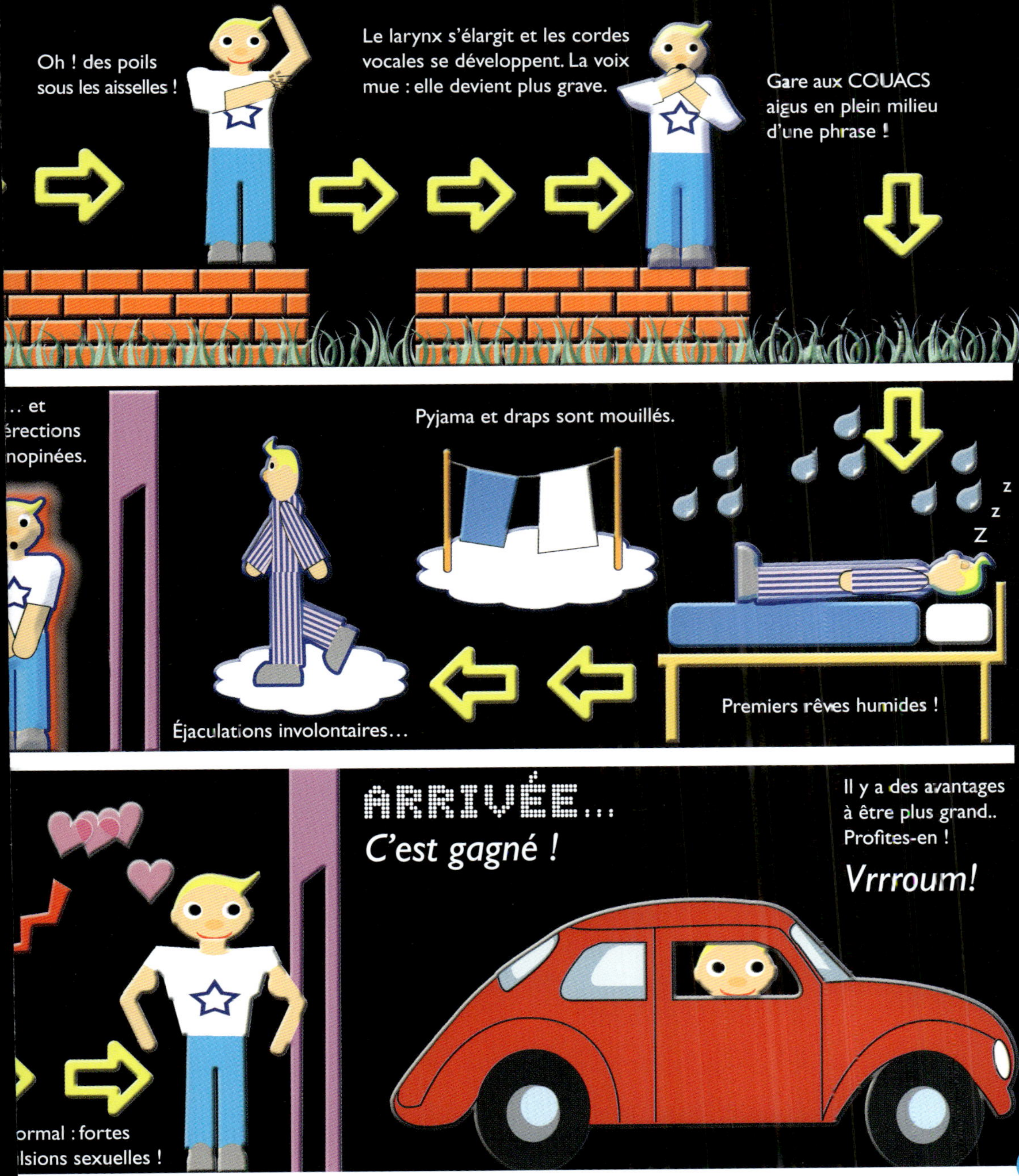
Oh ! des poils sous les aisselles !
Le larynx s'élargit et les cordes vocales se développent. La voix mue : elle devient plus grave.
Gare aux COUACS aigus en plein milieu d'une phrase !
Z z z
Premiers rêves humides !
Pyjama et draps sont mouillés.
Éjaculations involontaires…
… et
érections
nopinées.
ormal : fortes
lsions sexuelles !
ARRIVÉE…
C'est gagné !
Il y a des avantages à être plus grand..
Profites-en !
Vrrroum!

Un peu d'anatomie

Comme les ***organes sexuels masculins*** sont surtout situés à l'extérieur du corps, les ***transformations*** se voient beaucoup. Regardons ce qui se passe à la puberté.

À l'extérieur

Le sexe d'un homme ne ressemble à aucun autre. Voyons ici ce qui le compose.

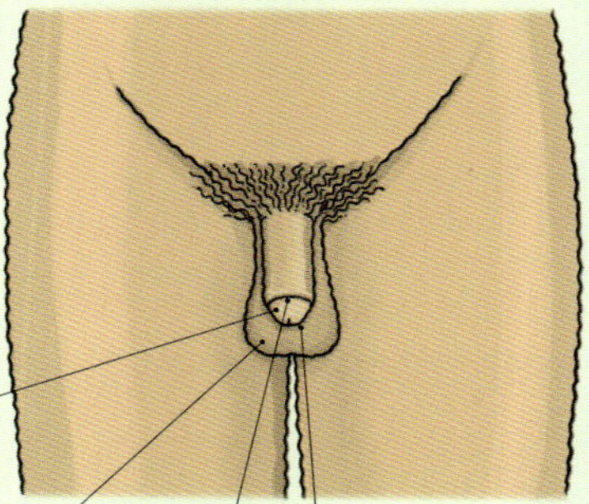

LE GLAND
C'est la partie la plus sensible du pénis. Lorsqu'elle est stimulée, cette zone entraîne l'éjaculation. À l'extrémité, un orifice appelé méat permet d'évacuer urine et sperme.

LE SCROTUM
Cette poche de peau qui pend au-dessous du pénis renferme et protège les testicules.

LE PRÉPUCE
Ce repli de peau sensible recouvre et protège le gland.

LE FREIN
C'est l'étroit tissu qui relie le prépuce au gland.

OÙ EST MON PRÉPUCE ?

Tout le monde n'en a pas : il arrive qu'on le retire à la naissance ou à l'âge adulte, c'est la circoncision, pratiquée pour des raisons religieuses ou médicales. Mais, avec ou sans prépuce, le pénis fonctionne de la même façon.

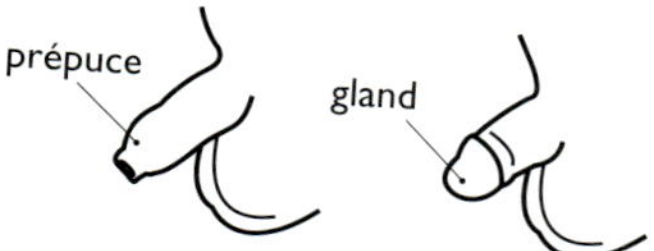

Pénis non circoncis — **Pénis circoncis**

LA CROISSANCE

L'apparence des organes sexuels évolue beaucoup au cours de la puberté.

1 À LA PRÉ-PUBERTÉ
Le pénis grandit avec le reste du corps. Il est petit et ne sert qu'à uriner.

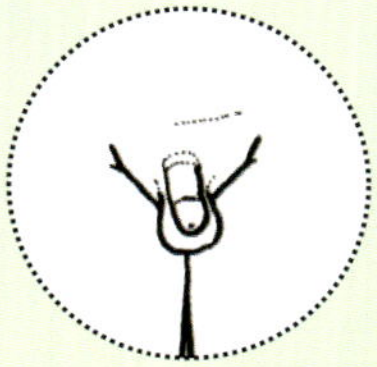

2 AU DÉBUT DE LA PUBERTÉ
Les testicules commencent à grossir. La peau du scrotum s'affine, fonce et se plisse.

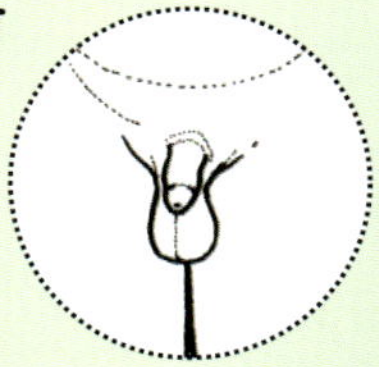

3 AU MILIEU DE LA PUBERTÉ
Le pénis commence à s'allonger et les poils pubiens à pousser.

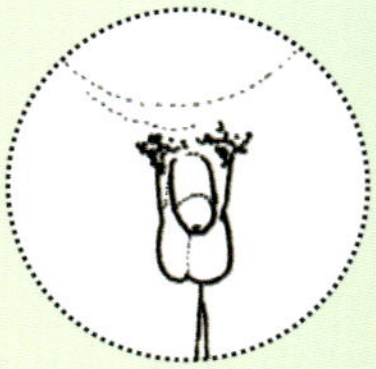

4 À LA FIN DE LA PUBERTÉ
Le pénis grossit, le gland devient plus proéminent. Les poils pubiens foncent, épaississent et frisent.

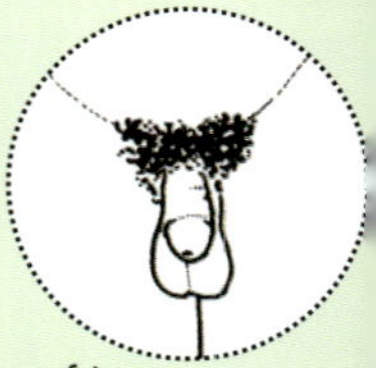

5 APRÈS LA PUBERTÉ
La croissance est terminée.

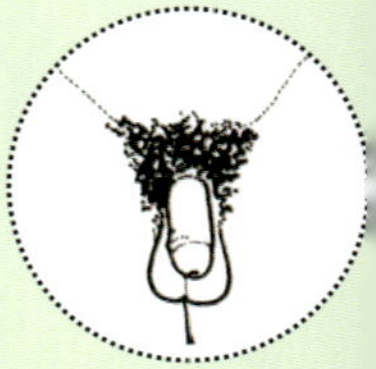

À l'intérieur

Facile de voir ce qui se trouve à l'extérieur. Mais que se passe-t-il sous la peau ? Comment toutes ces parties sont-elles connectées ? Petit coup d'œil à l'intérieur…

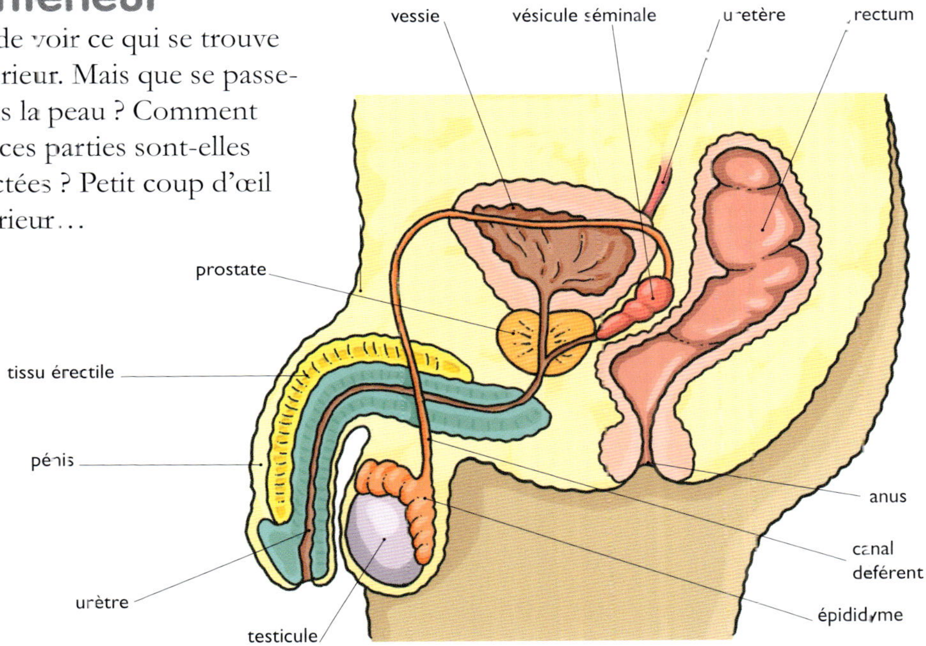

LES TESTICULES

C'est l'usine à spermatozoïdes (les cellules reproductrices masculines) et à testostérone (l'hormone sexuelle de l'homme).

L'URÈTRE

Ce canal relie la vessie à l'extrémité du pénis. Il permet d'évacuer l'urine, et c'est aussi par lui que passe le sperme. Quand celui-ci arrive, l'accès à la vessie se bloque pour que le sperme puisse circuler et sortir du pénis.

L'ÉPIDIDYME ET LE CANAL DÉFÉRENT

Les deux testicules sont surmontés d'un épididyme. C'est un petit cylindre dans lequel les spermatozoïdes arrivent à maturité et se préparent à l'aventure. Les deux canaux déférents, mesurant jusqu'à 30 cm de long, sont des tubes flexibles qui relient l'épididyme à l'urètre.

LA PROSTATE ET LES VÉSICULES SÉMINALES

Ces glandes produisent le liquide laiteux qui compose le sperme avec les spermatozoïdes. En suspension dans ce liquide, ces derniers se déplacent plus facilement.

LE SPERME

Environ 70 % du sperme sont composés de liquide produit par les vésicules séminales, 25 % ce liquide fabriqué par la prostate et seulement 5 % de spermatozoïdes.

L'ÉRECTION

Comment le pénis se redresse-t-il ? Il est bordé de **TISSUS ÉRECTILES** sur toute sa longueur. Quand il est stimulé, ces tissus se gorgent de sang, gonflent et durcissent. Lorsque le pénis est en érection, il est raide et relevé vers le bas-ventre, légèrement courbé.

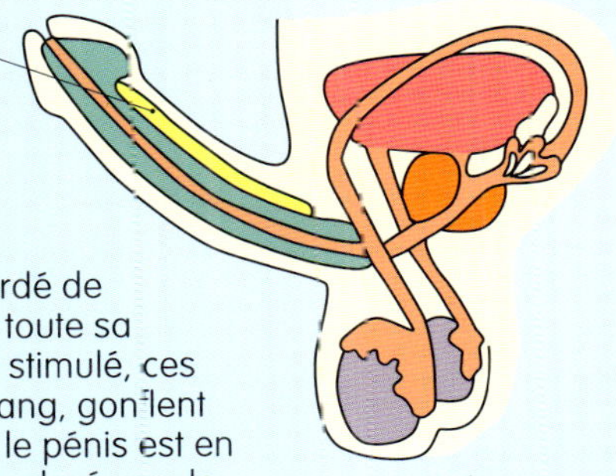

pénis en érection

Parfois pénible, le pénis !

Avoir un pénis, ce n'est pas de tout repos. Il faut t'attendre à quelques caprices et petits tracas de sa part, surtout pendant la puberté. Voici un aperçu des tours qu'il peut te jouer.

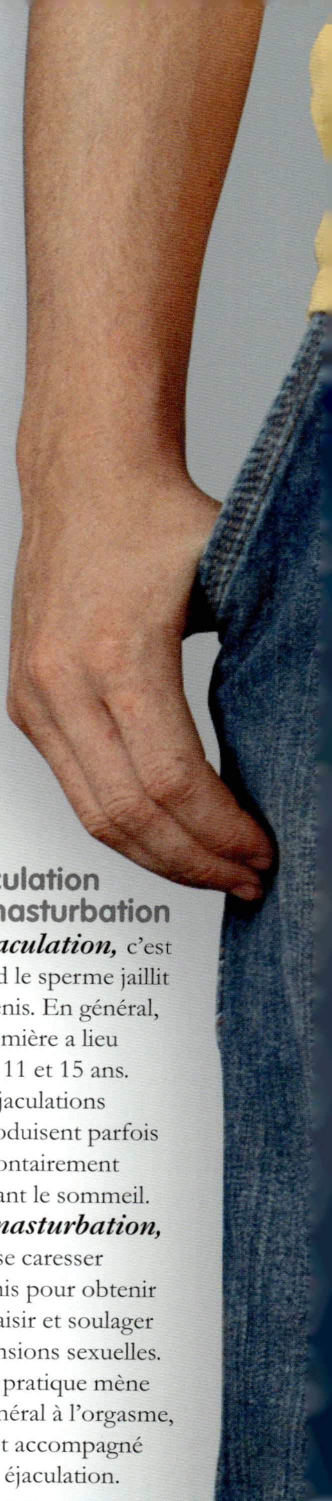

Érections incontrôlées

S'il y a une chose à mettre en avant quand on parle de puberté, ce sont les érections. À quoi servent-elles ? C'est une affaire de reproduction. Mais les garçons, c'est un peu tôt ! Alors, voyons pourquoi vous ne pouvez pas toujours les contrôler.

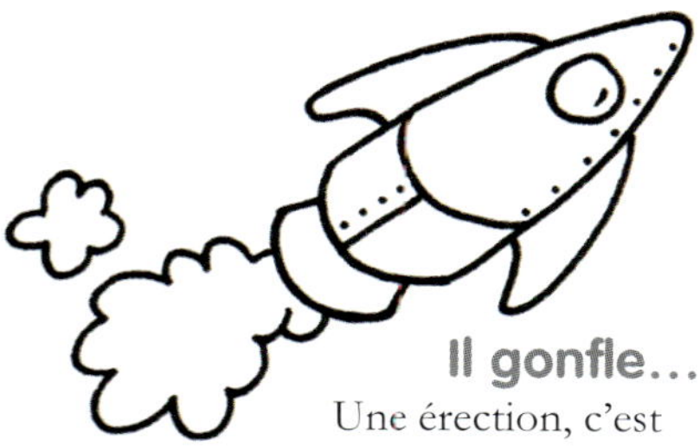

Il gonfle…

Une érection, c'est un peu un ballon qui se gonfle. À la place de l'air, c'est du sang qui gorge les tissus érectiles, fait grossir et durcir le pénis.

… par surprise !

Au début, les érections sont difficiles à contrôler, ça arrive à tout le monde. Voici des moments où ton pénis peut se mettre au garde-à-vous :

- Quand tu es nerveux ou excité.
- Quand tu as envie d'aller aux toilettes.
- Pendant ton sommeil.
- Sans raison précise !

Tiens-toi tranquille !

Les érections spontanées sont très gênantes. Elles surviennent sans raison particulière, ton corps réagit aux nouvelles hormones. Voici des astuces pour les gérer :

- Cache-les sous des vêtements larges.
- Assieds-toi pour les dissimuler.
- Mets ton sac ou un livre devant.
- Pense à autre chose le temps que ça passe.

L'usine à spermatos

Ton corps se met à produire des spermatozoïdes à grande vitesse : près de 1 500 par seconde et par testicule, ça fait presque 260 millions par jour ! Comme la production a lieu 24 heures sur 24, ton corps doit les évacuer de temps en temps pour faire de la place : c'est l'éjaculation.

Éjaculation et masturbation

L'éjaculation, c'est quand le sperme jaillit du pénis. En général, la première a lieu entre 11 et 15 ans. Les éjaculations se produisent parfois involontairement pendant le sommeil.

La masturbation, c'est se caresser le pénis pour obtenir du plaisir et soulager les tensions sexuelles. Cette pratique mène en général à l'orgasme, qui est accompagné d'une éjaculation.

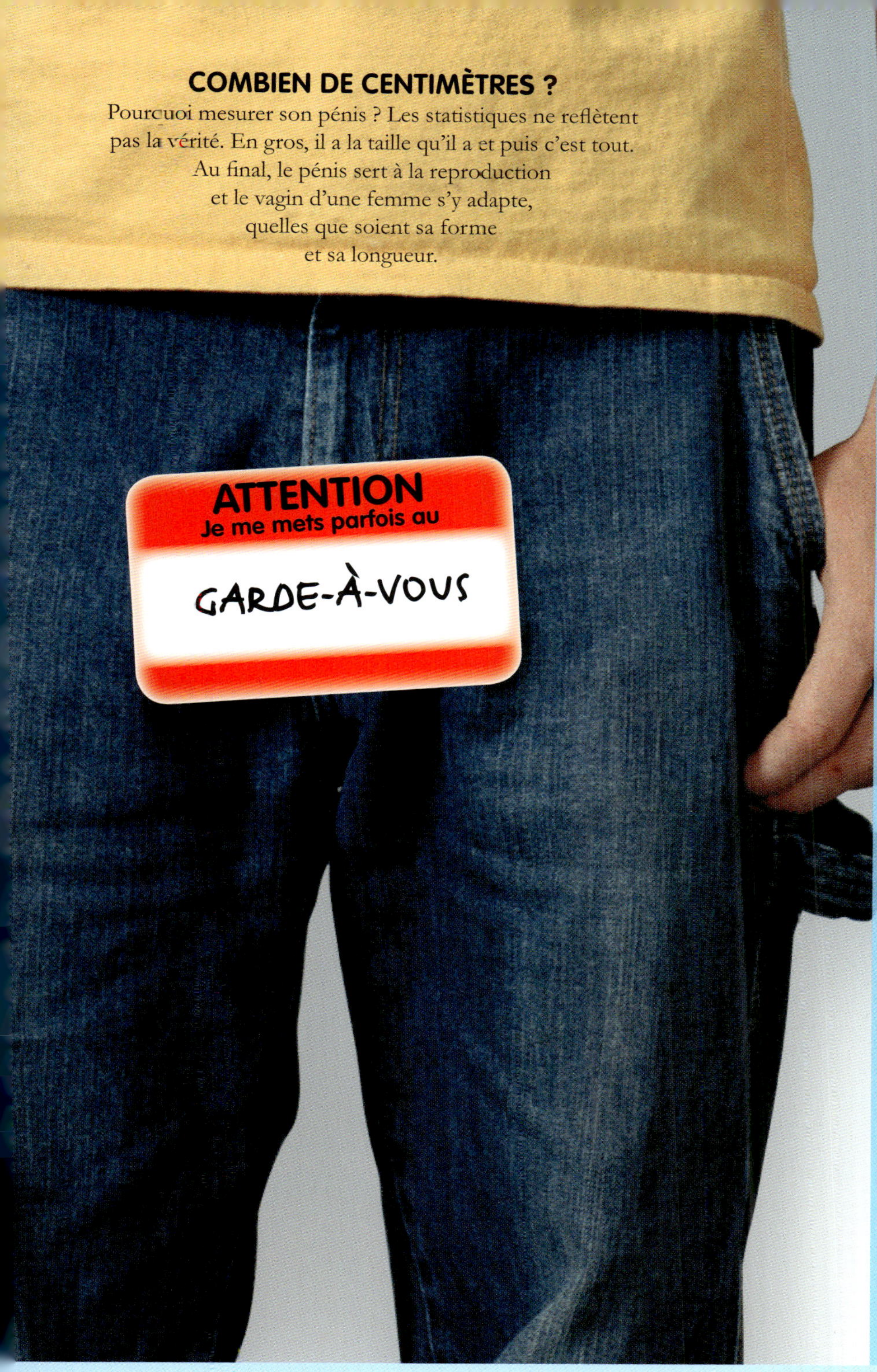

COMBIEN DE CENTIMÈTRES ?

Pourquoi mesurer son pénis ? Les statistiques ne reflètent pas la vérité. En gros, il a la taille qu'il a et puis c'est tout. Au final, le pénis sert à la reproduction et le vagin d'une femme s'y adapte, quelles que soient sa forme et sa longueur.

Quéquette et compagnie

Pas facile de nommer le sexe de l'homme dans une conversation, beaucoup trouvent ça embarrassant. Alors on utilise parfois des mots d'argot que tu entendras peut-être…

Le pénis (en général)
zizi
Popaul
kiki
zob
zigounette
quéquette
queue
bite
bistouquette

Le pénis en érection
garde-à-vous
gaule

Les testicules
couilles
boules
roubignolles
burnes
valseuses

Le pénis et les testicules
bijoux de famille
service trois pièces

Des poils PARTOUT

L'idée d'avoir un jour autant de poils, ça te barbe déjà ? ***Tranquille…*** Tu ne te transformeras pas en loup-garou à chaque pleine lune ! ***Les poils vont pousser petit à petit.*** Voici quand et à quel endroit ils apparaîtront.

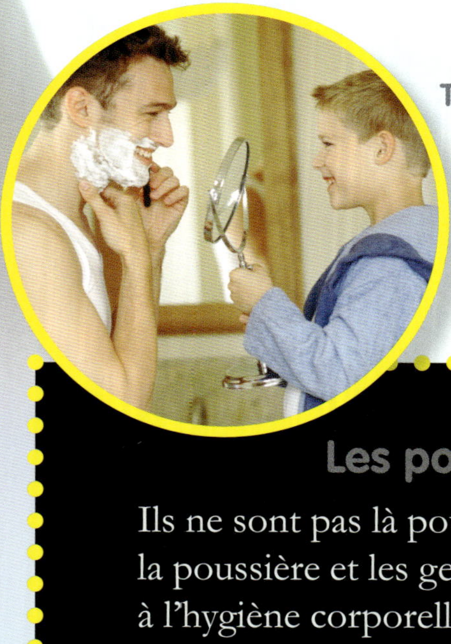

Tel père, tel fils

On hérite souvent de la pilosité de ses parents. Alors, regarde ton père et tu auras une vague idée de ce qui t'attend.

Les poils, à quoi ça sert ?

Ils ne sont pas là pour rien. Ils emprisonnent la poussière et les germes, contribuant ainsi à l'hygiène corporelle. Ils tiennent chaud et ils protègent les parties du corps les plus sensibles, comme les aisselles et les parties génitales.

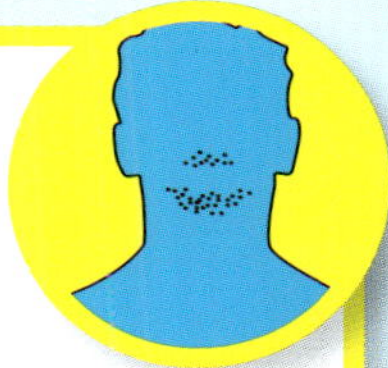

Le visage La barbe commence à pousser entre 14 et 18 ans en général, parfois avant ou après. Son épaisseur, ainsi que son étendue et sa couleur, sont déterminées par tes gènes et peuvent évoluer au cours de la vie. Certains hommes ont une barbe complète, d'autres juste une moustache ou des pattes sur les tempes.

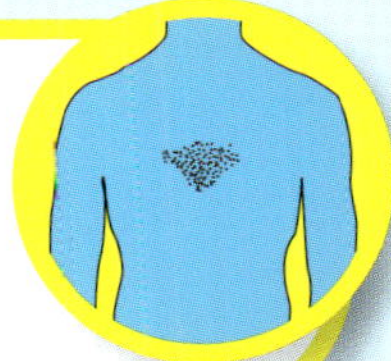

Le torse C'est souvent à la fin de la puberté que les poils poussent sur le torse. Tous les hommes n'en ont pas, mais, même si ton torse est imberbe, tu auras quelques poils autour des mamelons.

À noter
Un homme a en moyenne 5 millions de follicules pileux sur le corps.

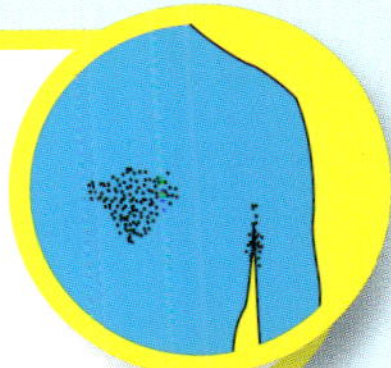

Les aisselles La pilosité apparaît à cet endroit entre 11 et 13 ans. Tu dois donc te laver sous les bras chaque jour : si tu transpires beaucoup, mets un déodorant sans aluminium.

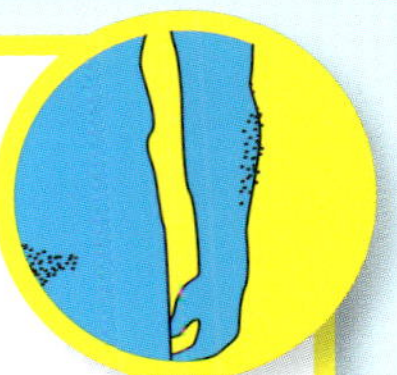

Les bras et les jambes
Le duvet de l'enfance devient plus sombre et plus épais. Les poils naissent sur le pubis, puis s'étendent sur les cuisses. Sur le bas des jambes et sur les avant-bras, ils foncent et s'épaississent aussi.

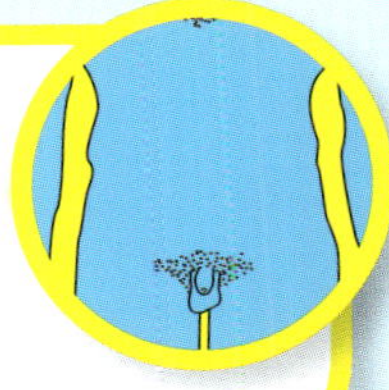

Le pubis C'est souvent le premier endroit où la pilosité se manifeste. Entre 11 et 13 ans environ, un duvet clair se développe autour de la base du pénis. Ensuite, les poils pubiens s'épaississent et frisent.

Dans la SALLE DE BAINS

« MONSIEUR PROPRE »

Tu transpires davantage quand tu te dépenses ou sous le coup d'une émotion, par exemple avant un contrôle. À la puberté, des millions de glandes sudoripares réparties sur tout le corps s'activent et BONJOUR LES ODEURS ! Ce n'est pas la transpiration qui sent mauvais, mais les bactéries qui la décomposent. Alors, comment arrêter l'asphyxie ?

GEL DOUCHE

Pour ne pas sentir le fauve, rien de mieux que de se laver tous les jours. Sous la douche, le savon ou le gel douche chassent les bactéries, tu ressors propre et frais. Cible bien les parties génitales et les aisselles.

ANTITRANSPIRANT

L'antitranspirant est efficace contre les mauvaises odeurs, mais il bloque la transpiration. Il est donc déconseillé de l'utiliser.

DÉODORANT

Utilise toujours un déodorant sans aluminium. Il n'empêche pas la transpiration, mais il masque les mauvaises odeurs. Il convient pour un usage quotidien.

C'EST LE PIED !

On l'oublie souvent, les pieds qui transpirent sont de vrais nids à bactéries. Si les tiens sentent très mauvais, lave-les bien après le sport ou après avoir beaucoup marché.

AU SEC !

Les déodorants pour chaussures sont efficaces contre les odeurs de macération.

Il existe aussi du déo **SPÉCIAL PIEDS** pour garder les pieds au sec.

VIVE LES CHAUSSETTES EN COTON !

ELLES ABSORBENT LES ODEURS. MAIS SURTOUT, PENSE À EN CHANGER CHAQUE JOUR.

Tu vas être ***beaucoup plus occupé dans la salle de bains :*** te raser, te laver et faire la guerre aux boutons… Voici quelques astuces pour mener à bien tous ces soins et rester top clean.

UN VISAGE AU POIL

Se raser pour la première fois inquiète et excite. Avec quelques trucs, tu deviendras un pro du rasage. Tout d'abord : RASOIR ÉLECTRIQUE ou RASOIR À MAIN ?

LE RASOIR ÉLECTRIQUE

Il est bien pour débuter. Il ne rase pas d'aussi près que le rasoir à main, mais il est plus rapide et tu risques moins de te couper. N'appuie pas trop fort, ça irriterait ta peau.

Ne prête ou n'emprunte JAMAIS un rasoir ; il peut transmettre des infections !

LE RASOIR À MAIN

Il te faut d'abord un rasoir jetable ou à lame interchangeable. Vérifie que la lame est propre et n'est pas usée. Étale de la mousse ou du gel sur ta peau : le rasoir glissera mieux et tu seras moins irrité. L'eau chaude ramollit les poils, qui sont alors plus faciles à couper.

CHEESE !

Quand tu souris ou quand tu parles, on voit tes dents ! Alors prends dès maintenant l'habitude de les laver régulièrement. C'est un peu contraignant, mais tu seras plus net et tes visites chez le DENTISTE se passeront comme sur des… roulettes.

Brosse-toi les dents au moins deux fois par jour. N'oublie pas de brosser les gencives et la langue, où se nichent aussi les bactéries.

MAUVAISE HALEINE

C'est parfois la faute des bactéries qui digèrent les restes d'aliments coincés entre tes dents. Chasse-les au plus vite !

FIL DENTAIRE

Il déloge les résidus récalcitrants.

BOUCHE FRAÎCHE

Si tu souffres de mauvaise haleine ou si tes gencives sont irritées, fais des bains de bouche.

Quand tu ne peux pas te laver les dents, bois de l'eau à la fin du repas : elle emportera des bactéries et des restes d'aliments et tu limiteras ainsi les dégâts.

PAROLE d'homme...

L'une des transformations qui embarrasse le plus les garçons est la mue de la voix. Que tu lises à voix haute ou que tu parles à tes amis, tes phrases sont entrecoupées de couacs. D'où ça vient ?

TON LARYNX

La voix se forme dans le larynx, un cylindre creux situé dans la gorge et qui renferme les cordes vocales. L'air vibre dans cette sorte de boîte et produit des sons. À la puberté, la voix change parce que la testostérone fait grossir le larynx de presque 60 %.

GIOUP!

TES CORDES VOCALES

À la puberté, ta voix devient plus grave car les cordes vocales gagnent en longueur et en épaisseur. Pense aux cordes d'une guitare : les plus fines vibrent rapidement et produisent des notes aiguës, un peu comme toi quand tu étais enfant. Les cordes les plus épaisses vibrent plus lentement et donnent des sons plus graves, comme ta nouvelle voix.

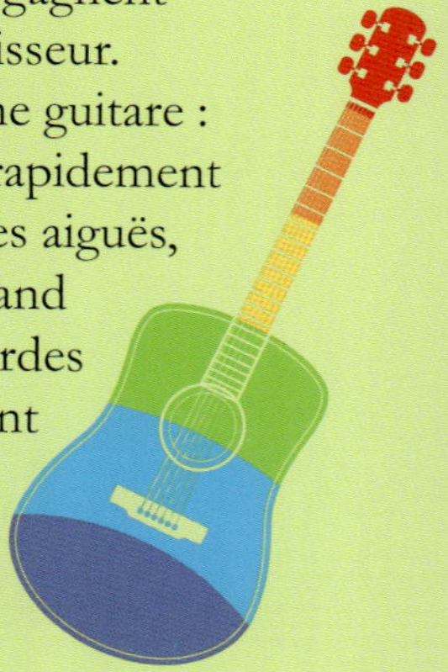

LE LARYNX

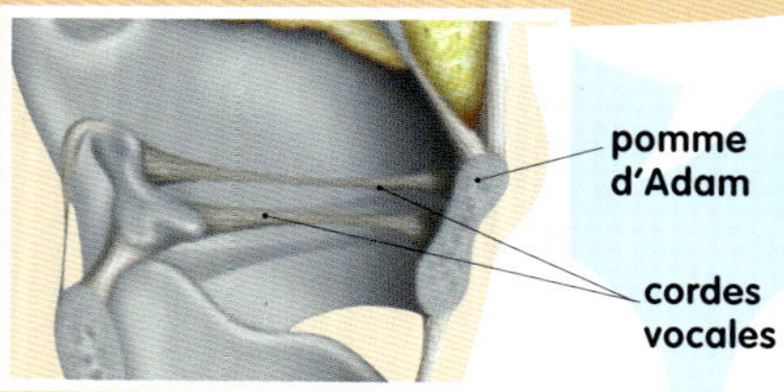

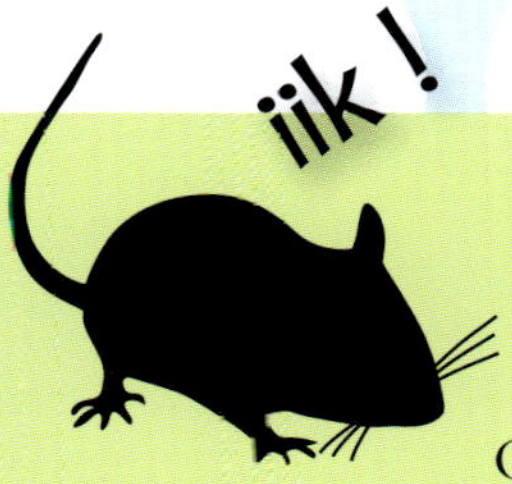

DES COUACS COMME DES CRIS DE SOURIS

Quand elle est en pleine mue, la voix déraille de temps en temps. Tu essaies de la contrôler, mais tes cordes vocales grandissent et produisent parfois des couacs aigus. C'est comme si tu jouais d'un nouvel instrument : le son n'est pas parfait immédiatement. C'est vrai, ça peut être embarrassant, mais essaie plutôt d'en rire, tu ne peux rien y faire. Quand ton larynx aura fini de grandir, ça s'arrêtera et tu auras une belle voix d'homme.

LA POMME D'ADAM

Quand le larynx grandit, il se forme une bosse au niveau du cou qu'on appelle la pomme d'Adam. Elle est plus ou moins visible selon les garçons, et elle sera plus ou moins grosse selon la taille de ton larynx.

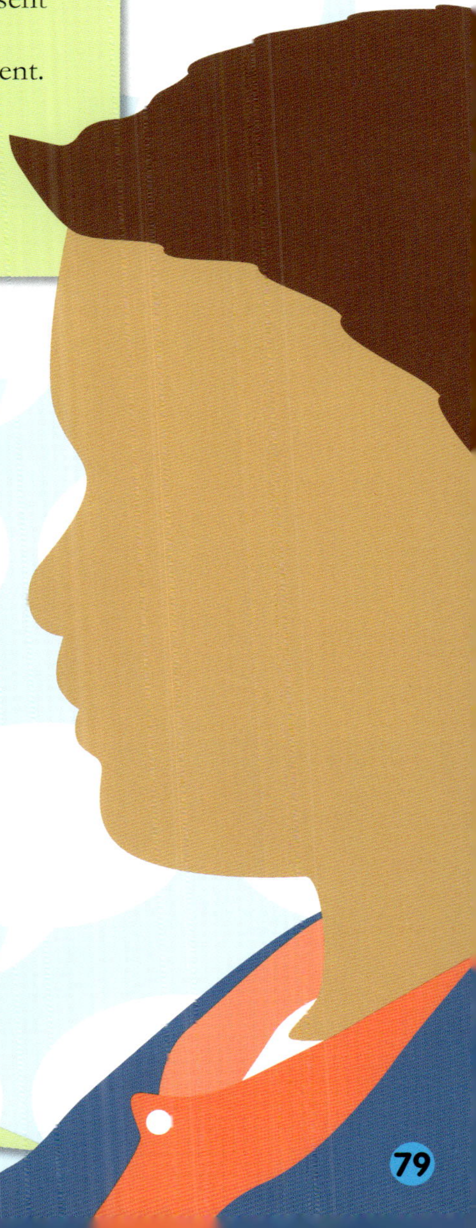

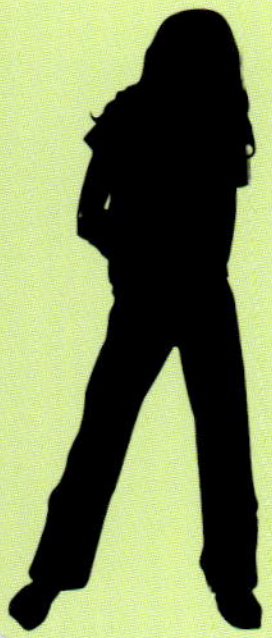

ET CHEZ LES FILLES ?

La voix des filles change aussi. On ne s'en rend pas compte, mais leur larynx se développe, avec une pomme d'Adam qui peut ressortir, et leur voix devient plus grave. C'est peu marqué, car elles ont moins de testostérone.

Grandir

Parmi les garçons de 13 ans, aucun ne ressemble à un autre : certains sont déjà grands avec de la barbe et des muscles, certains ont l'air de petits garçons, d'autres sont entre les deux. Chacun a son rythme, et ce n'est pas sans souci.

Schtroumpf ou balèze ?

Le sport est un domaine où les différences de taille et de force peuvent poser problème. À la puberté, il arrive ainsi qu'une équipe de petits se retrouve face à de grands costauds. Si tu fais partie des petits, ça peut te donner envie d'arrêter un sport que tu aimes bien.

Alors, comment assurer sur le terrain ?

SI TU ES UN PETIT FORMAT

1. Concentre-toi sur ton **adresse,** ton *équilibre* et ta CONDITION PHYSIQUE, des qualités essentielles au moment où tu gagnes en force.

2. Entraîne-toi de FAÇON INTELLIGENTE afin de développer tes muscles.

3. Élargis ton horizon, tu as peut-être d'autres ***talents :*** musique, écriture, dessin. Et cultive ton humour.

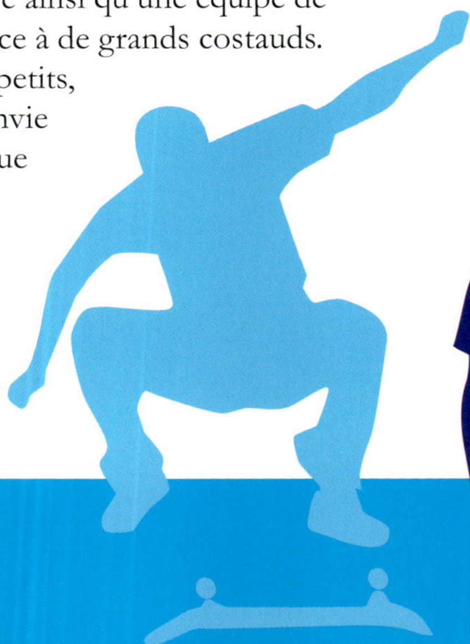

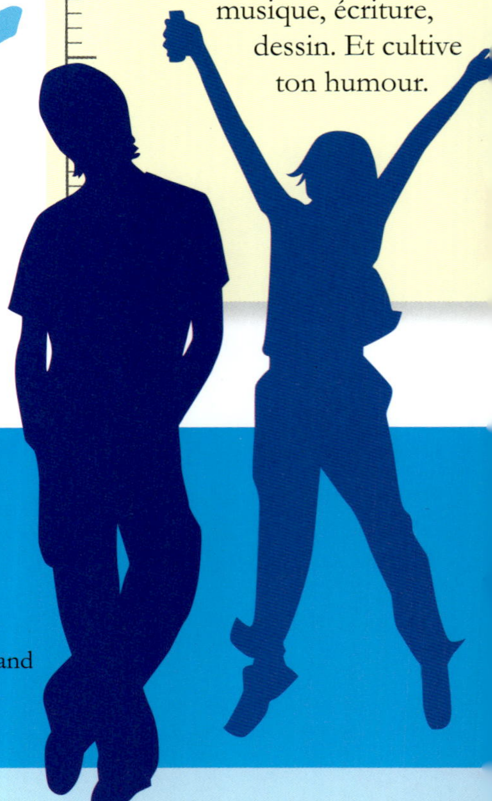

LES DOULEURS DE CROISSANCE

Tes membres te font mal, et pourtant tu ne t'es pas blessé ? Il s'agit de douleurs de croissance fréquentes à la puberté, quand on grandit vite. Elles s'atténuent avec le temps, mais, si elles persistent, parles-en à ton médecin.

Si tu es petit, ne te démoralise pas, tu finiras par grandir. Sois patient :

SI TU ES UN GRAND FORMAT

1. Tu peux **DIRIGER** ton équipe et encourager les joueurs plus petits.

2. Essaie plusieurs postes au sein de l'équipe. Il y en a sûrement un qui convient aux grands. Ainsi, tu pourras multiplier tes compétences.

3. Si tu n'aimes pas les sports collectifs, essaie un ***sport individuel,*** comme la natation ou l'athlétisme.

LA GYNÉCOMASTIE

Les hommes ne prennent pas de poitrine comme les femmes. Mais, à la puberté, l'arrivée massive et désordonnée des hormones provoque parfois une gynécomastie, c'est-à-dire un gonflement des seins. Pas d'affolement : six ou sept garçons sur dix sont concernés, à un degré plus ou moins important.

À quoi dois-tu t'attendre ?

La poitrine prend du volume : les seins peuvent réellement gonfler, mais parfois le renflement est à peine visible sous le mamelon. Quelquefois, toute la zone devient sensible ou démange.

La gynécomastie ne dure pas : quelques mois à un an plus tard, ce ne sera plus qu'un mauvais souvenir. Si ça t'inquiète, parles-en au médecin.

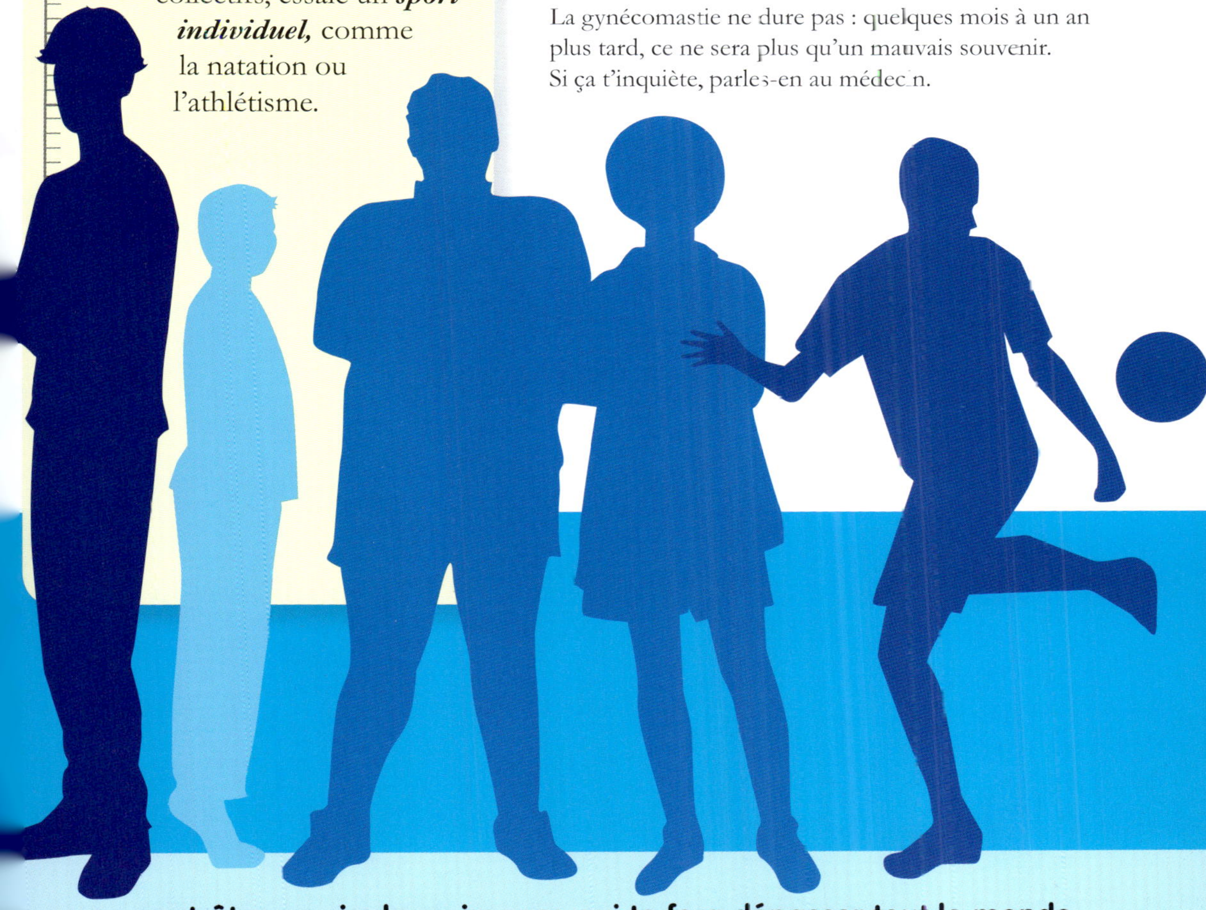

u auras peut-être un pic de croissance qui te fera dépasser tout le monde.

Top FORME !

Faire du sport est idéal pour rester en bonne santé. Tes muscles doivent supporter un corps plus grand et plus lourd ; il faut donc les renforcer. Si tu te donnes à fond maintenant, tu seras au top de ta forme pour entrer dans l'âge adulte.

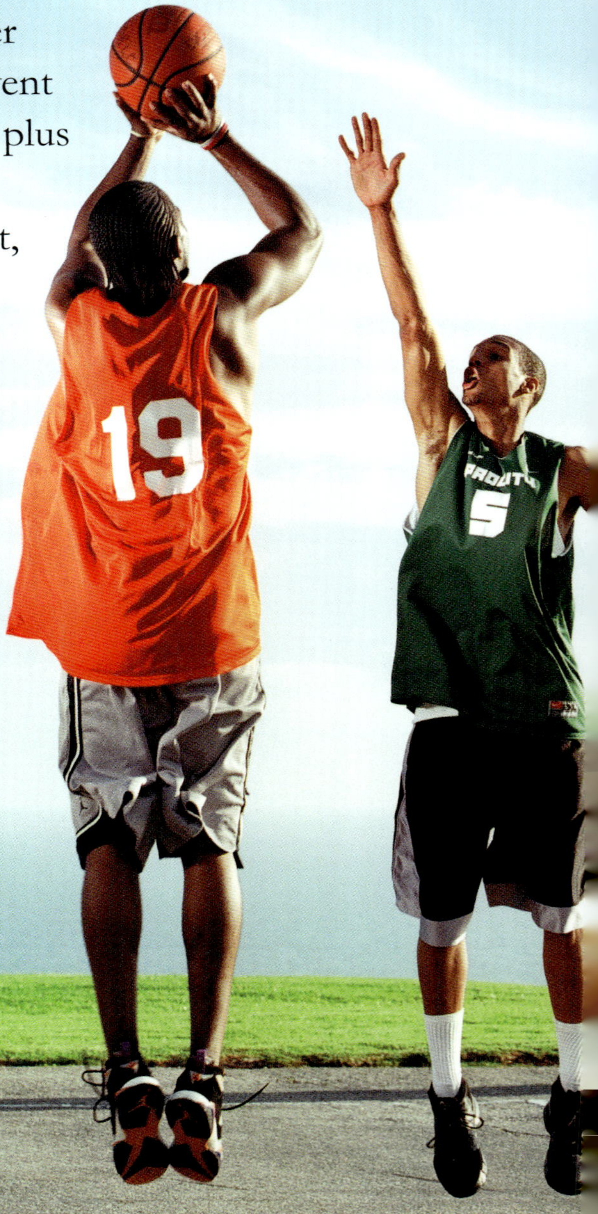

Teste un autre sport

Comme tous les garçons ne grandissent pas au même rythme, certains sports que tu appréciais deviennent moins drôles. Ça vaut toujours la peine de persévérer, mais tu peux aussi en changer. Hockey, golf, qu'en penses-tu ? Et si tu essayais les arts martiaux ? Il y a sûrement un sport fait pour toi, quelle que soit ta taille.

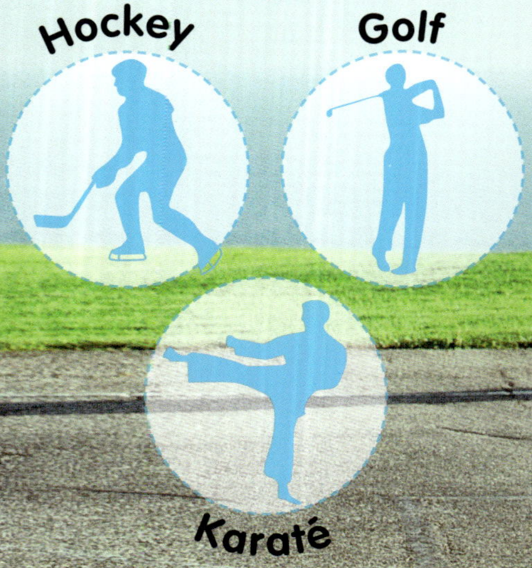

On s'échauffe !

Enfant, tu étais naturellement souple. Au fur et à mesure que tu grandis, tes muscles ont plus de travail et se fatiguent plus vite. Pour tenir la distance sur le terrain et éviter les blessures, échauffe-toi et étire-toi avant chaque match.

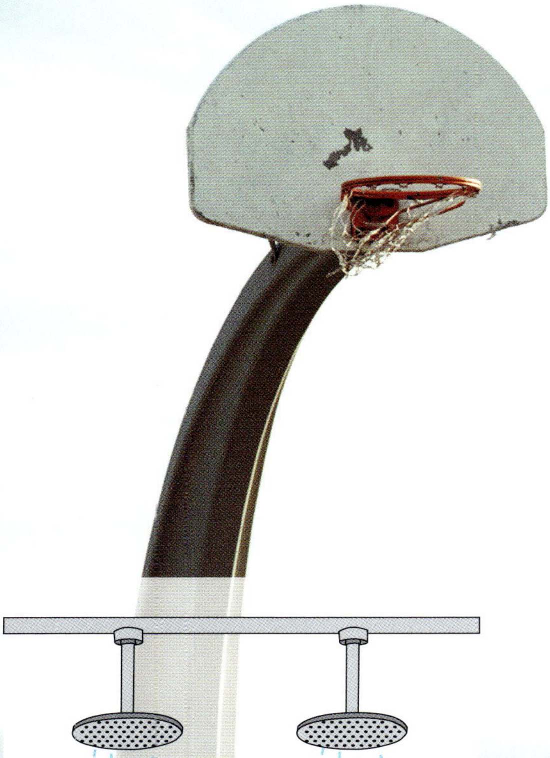

Les vestiaires

Se changer devant les autres avant les cours d'EPS ou les entraînements de sport cause du stress. La puberté n'arrive pas en même temps pour tout le monde et les garçons se comparent entre eux. Si tu es gêné, change-toi face au mur. On t'ennuie ? Dis-le au prof.

On s'étire !

S'échauffer permet d'augmenter la force et la souplesse des muscles et d'améliorer ses performances. N'oublie pas d'étirer les épaules, le dos, les bras, la taille, le tronc et les jambes. Étire toujours les deux côtés du corps de la même façon. Voici quatre étirements pour commencer.

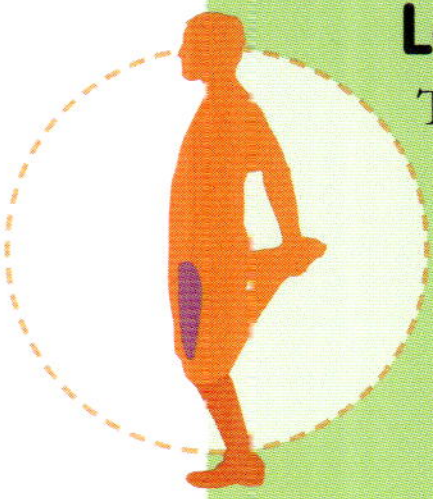

Les cuisses

Tiens-toi sur une jambe et attrape l'autre pied derrière toi. Tire-le doucement vers la fesse. Tiens 10 à 20 secondes sur chaque jambe.

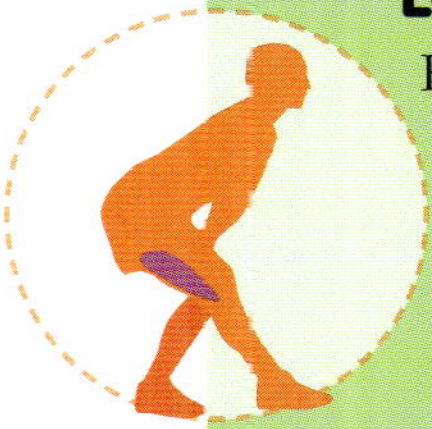

Les quadriceps

En appui sur tes talons, mets un pied devant l'autre. Les genoux souples, penche le buste en avant. Tiens 10 à 20 secondes sur chaque jambe.

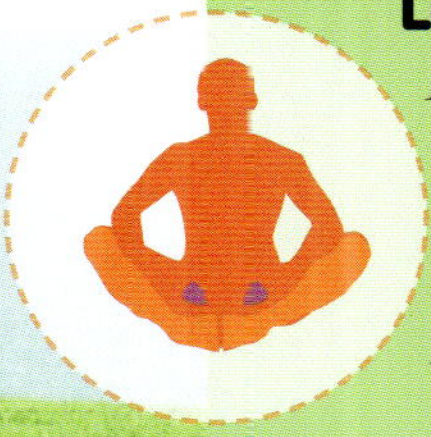

Les hanches

Assied-toi les pieds joints. Place tes coudes sur tes genoux et laisse tes genoux descendre doucement vers le sol. Tiens 10 à 20 secondes.

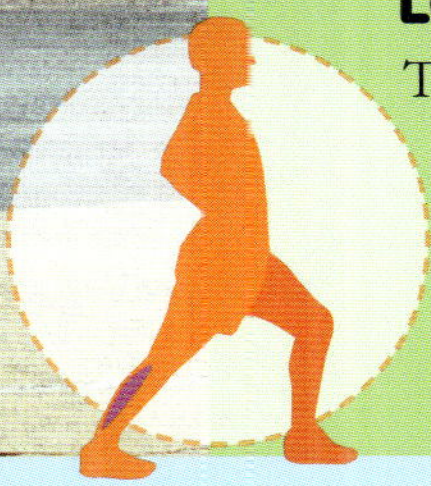

Les mollets

Tiens-toi debout, une jambe devant l'autre. Plie doucement ton genou avant, en gardant ton talon arrière au sol. Tiens 10 à 20 secondes.

AMOUR et FLIRT

Quand tu passes au stade supérieur de la puberté, ta façon de voir les filles et tes sentiments pour elles commencent à changer. Ton corps se met à fabriquer plus d'hormones sexuelles, qui font naître en toi de nouvelles attirances. Face à ces émotions, apprends à te repérer.

LE FLIRT

UN FLIRT, CE N'EST PAS TRÈS SÉRIEUX, UNE AVENTURE QUI NE DURE PAS LONGTEMPS : UNE SOIRÉE, QUELQUES SEMAINES... MAIS LES FLIRTS SONT UTILES, ILS SERVENT D'EXPÉRIENCES. PARFOIS ON A AUSSI DU DÉSIR POUR QUELQU'UN D'INACCESSIBLE : UNE FILLE PLUS ÂGÉE OU UNE CHANTEUSE. CE N'EST PAS GRAVE, IL FAUT SEULEMENT FAIRE ATTENTION À NE PAS SE LAISSER DÉBORDER PAR SES RÊVES.

Le DÉRAPAGE

Si tu imagines pouvoir sortir avec une personne inaccessible, tu risques de souffrir ! Quand on est jeune et qu'on éprouve des sentiments nouveaux et forts, il est facile de les confondre avec l'amour. Méfie-toi, ça peut tourner à l'obsession : tu penses à elle sans arrêt, tu essaies de la voir et tu délaisses tes activités. Veille aussi à ne pas t'isoler des autres. Essaie toujours de prendre du recul. Quand les sentiments ne sont pas réciproques, il est douloureux de se sentir rejeté ; mais on ne peut rien y changer, il faut savoir s'effacer et se dire qu'il existe d'autres filles tout aussi attirantes.

La sexualité

La plupart des adultes sont hétérosexuels : ils ont des relations sexuelles avec une personne du sexe opposé. Pourtant, ce n'est pas la seule possibilité. Tu ressens peut-être des sentiments forts pour un autre garçon : admiration ou attirance. Beaucoup de gens ont déjà eu ces sentiments-là. C'est tout à fait normal, et ça ne veut pas forcément dire qu'on est homosexuel. L'homosexualité se confirme vraiment à l'âge adulte, si le désir pour les hommes se maintient. Il y a aussi des adultes qui sont attirés autant par les hommes que par les femmes : ils sont bisexuels. Peu importe ce que tu ressens, c'est normal et ça fait partie de toi. Quels que soient tes choix, tu ne dois pas en avoir honte.

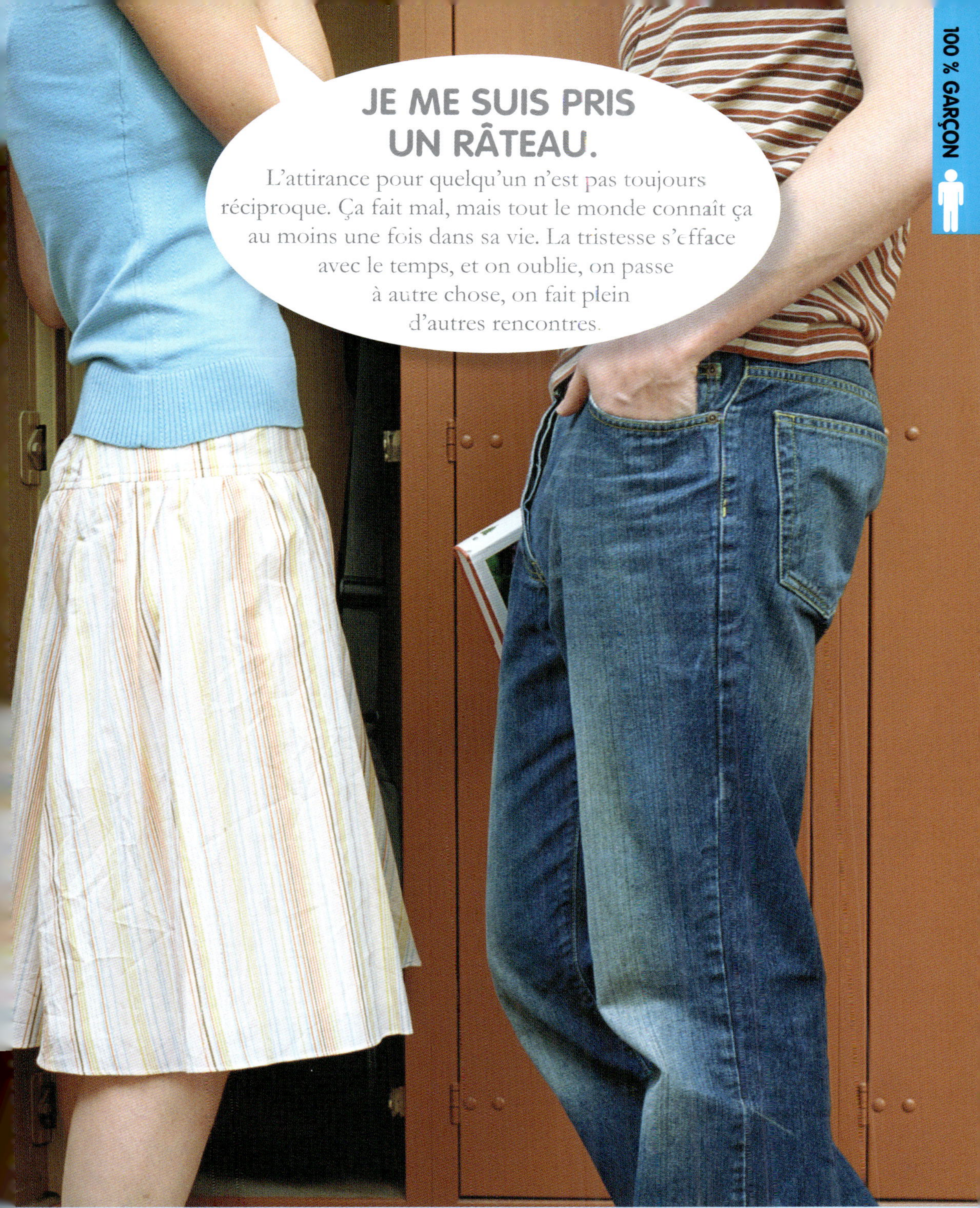

JE ME SUIS PRIS UN RÂTEAU.

L'attirance pour quelqu'un n'est pas toujours réciproque. Ça fait mal, mais tout le monde connaît ça au moins une fois dans sa vie. La tristesse s'efface avec le temps, et on oublie, on passe à autre chose, on fait plein d'autres rencontres.

TEST !

Est-ce que je lui PLAIS ?

Tu as le trac ? Être amoureux n'est pas facile. Et devoir faire le premier pas n'arrange pas les choses. Tu veux savoir si tes sentiments sont réciproques ?

1. Depuis combien de temps la connais-tu ?

A Plusieurs jours/plusieurs semaines.

B Plusieurs mois.

C Plusieurs années.

2. Comment sont ses copines avec toi ?

A Elles font comme si je n'existais pas.

B Sympas, mais elles ne parlent pas d'elle.

C Elles me taquinent à propos d'elle.

3. Comment est-elle avec toi quand tu es avec tes copains ?

A Elle m'ignore.

B Elle est comme avec tous les autres.

C Elle se moque gentiment de moi.

4. Comment est-elle avec toi quand vous êtes seuls ?

A On n'est jamais seuls.

B On s'entend bien.

C Elle est nerveuse et timide.

5. Si vous vous parlez, comment sont vos conversations ?

A Elle a l'air de penser à autre chose.

B Elle ne parle que de mon copain.

C Elle s'intéresse à ce que je lui dis.

6. Quand vous vous croisez dans un couloir du collège :

A Elle m'ignore.

B Elle me fait signe, mais continue de parler à ses amies.

C Elle me regarde et répond à mon sourire.

LE PREMIER PAS

Quelqu'un t'apprécie, c'est sympa, mais comment ne pas être ridicule ? Il faut que tu sois fixé et, pour ça, il va falloir oser lui parler. Ce n'est pas évident à faire, mais le meilleur moyen de savoir si une fille a des sentiments pour toi, c'est de le lui demander.

Il y a deux possibilités :

1. Même si ça te semble effrayant, tu peux lui poser la question directement.

2. Si tu veux, demande à un bon copain d'aller l'interroger à ta place ou de poser la question à ses copines. C'est plus facile !

LE BON MOMENT AU BON ENDROIT

Choisis l'instant idéal et un lieu favorable pour dire à une fille qu'elle te plaît. Il ne faut pas tout rater dès le départ ni lui faire honte devant sa classe. Pour te lancer, choisis un endroit calme, un parc par exemple, ou un lieu privé, au cours d'une fête chez des amis.

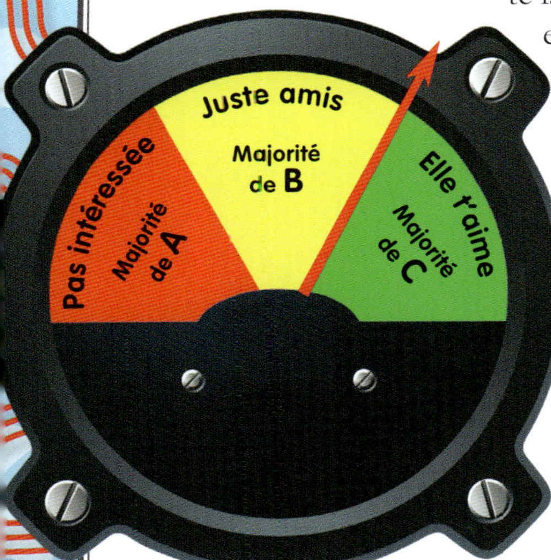

TENTE TA CHANCE

Maintenant tu sais que tu lui plais. Que faire ensuite ? Un truc essentiel : reste toi-même. N'essaie pas de changer, ça ne marche pas longtemps. Contente-toi d'être sympa, aie confiance en toi et fonce !

LES SILENCES GÊNÉS

S'il y a un blanc dans votre conversation, ça peut être embarrassant, mais pas de panique ! Ne sors pas la première chose qui te passe par la tête. Reste zen et demande-toi de quoi elle aimerait bien parler. Se taquiner est sympa, mais fais attention à ne pas aller trop loin. Rire ensemble c'est cool, à condition de ne pas se moquer de l'autre.

La **puberté** : pas seulement la ***mue de la voix*** et les **POILS ?**

“C'est GALÈRE !

Les sautes d'humeur : tu as les nerfs à vif et tu te disputes souvent avec tes parents ou tes amis.

Ta voix est en train de muer. Gare aux couacs !

Les boutons ! Juste au moment où tu espères que les filles vont commencer à te remarquer, tu te transformes en calculatrice !

Ah, l'invasion des poils ! Ils poussent partout et tu dois apprendre l'art délicat du rasage.

Ton corps se transforme et tu ne contrôles rien. Lave-toi bien et mets du déo chaque jour pour ne pas sentir le fauve.

Les éjaculations nocturnes et l'embarras du réveil. Que faire : avouer ou cacher ses draps ?

Les érections spontanées : elles arrivent toujours au pire moment !

C'est COOL! ”

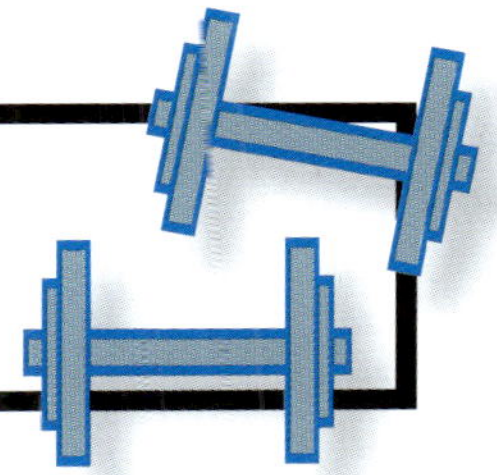

Tu grandis et tu deviens plus costaud : c'est toi, mais version homme.

La masturbation, c'est normal.

L'âge adulte se profile, plein de nouvelles expériences s'offrent à toi. La fin des études n'a jamais été aussi proche ! Et tu as le droit de sortir plus tard.

Tu es plus indépendant, mais ça va de pair avec plus de responsabilités, comme gérer ton argent de poche.

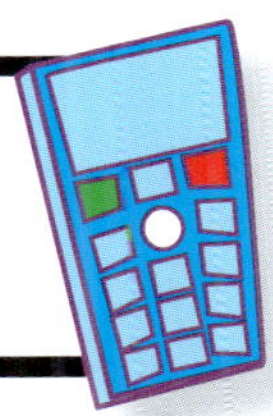

Au final, tu pourras aller à la fac, voter, te faire entendre. La puberté arrive petit à petit, pas du jour au lendemain, tu as tout le temps de prendre tes marques et de t'éclater.

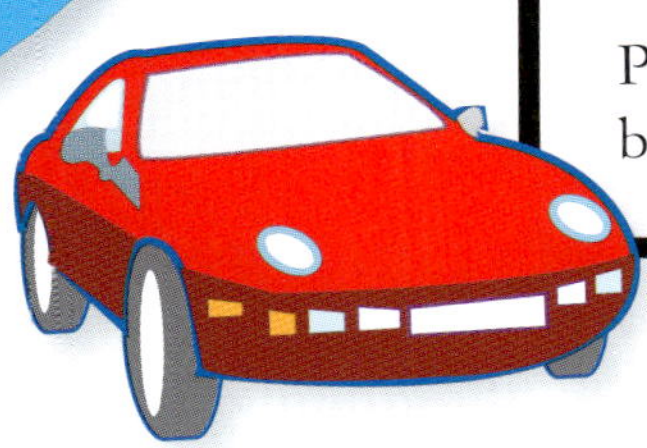

Plus que quelques années avant le permis, bientôt fini les parents-taxis !

✓ VRAI OU

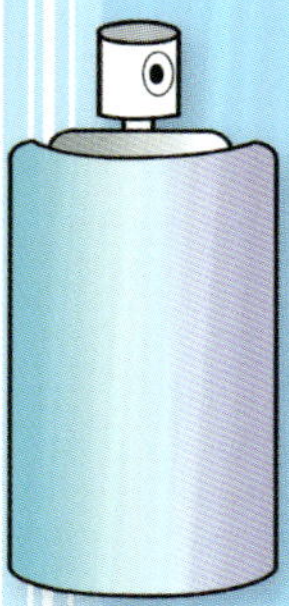

1. Chez les garçons, la puberté peut commencer n'importe quand entre 9 et 14 ans.

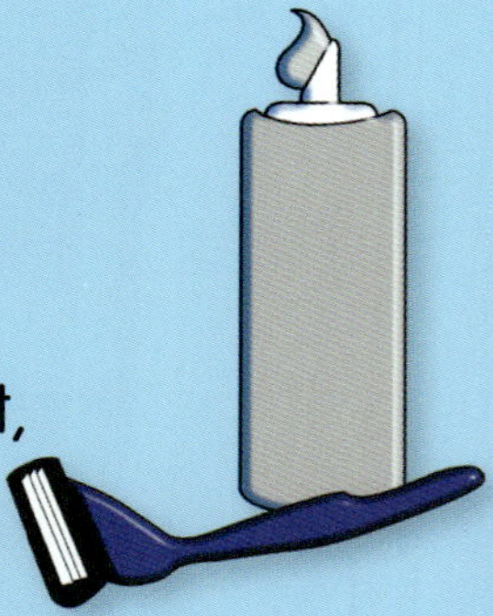

2. Les organes sexuels masculins sont cachés à l'intérieur du corps.

3. La voix des garçons mue facilement, sans couacs et sous contrôle.

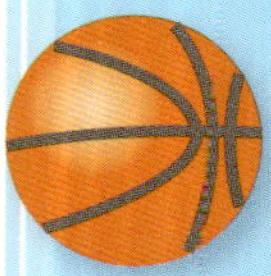

4. Les garçons ont parfois des érections sans aucune raison précise.

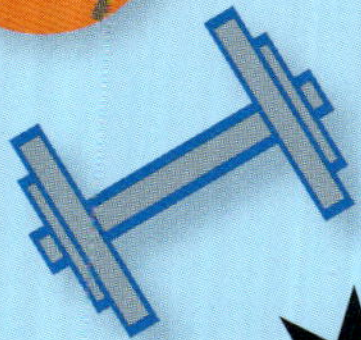

5. Les éjaculations nocturnes sont normales et incontrôlables.

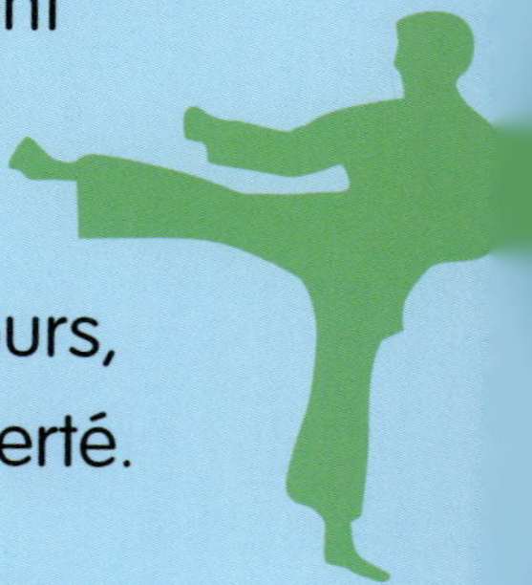

6. Pas besoin de se laver tous les jours, on ne sent pas mauvais à la puberté.

7. Filles et garçons ont une pomme d'Adam.

FAUX ? ✕

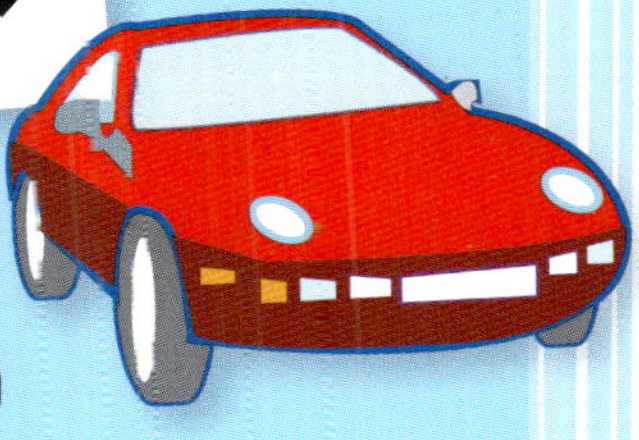

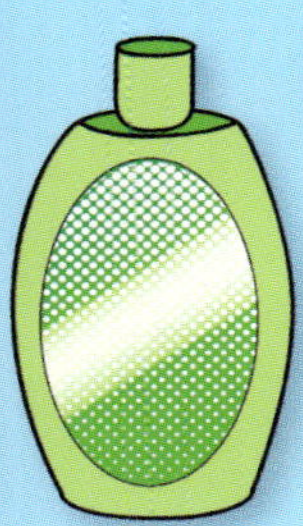

8. Les adultes ne connaissent rien à la puberté et au fait de grandir.

9. Tous les garçons grandissent au même âge et au même rythme.

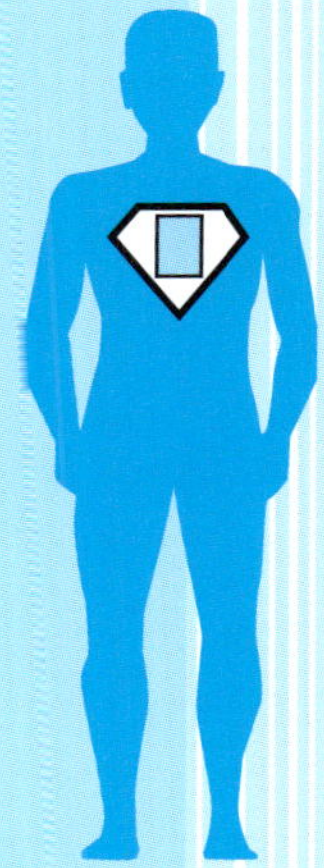

10. Se masturber trop fait pousser des poils dans les mains et rend stérile.

11. Le bout du pénis est l'endroit le plus sensible.

12. La testostérone fait pousser les poils, grossir les muscles, et rend la voix plus grave…

13. … mais la testostérone n'a aucun effet sur l'humeur.

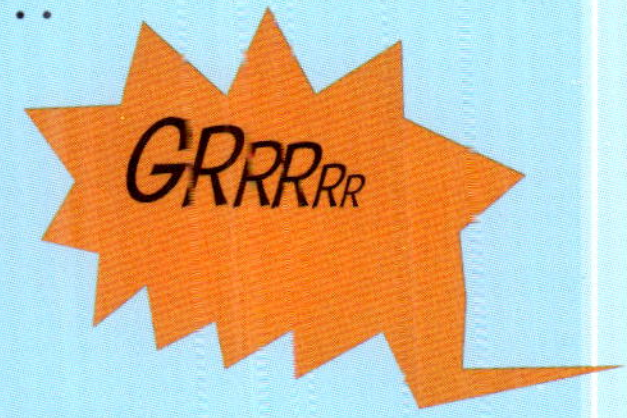

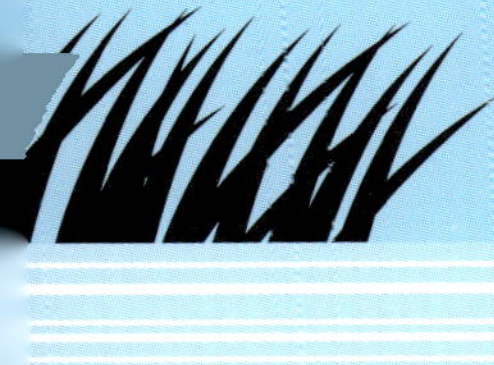

14. Les garçons se transforment en loups-garous du jour au lendemain.

Réponses : 1. vrai, 2. faux, 3. faux, 4. vrai, 5. vrai, 6. faux, 7. vrai, 8. faux, 9. faux, 10. faux, 11. vrai, 12. vrai, 13. faux, 14. faux.

La puberté de A à Z

Puberté ? Qu'est-ce que ça veut dire ? Il est déjà difficile de comprendre ce qui se passe à cette période, alors s'il faut utiliser un vocabulaire compliqué… Voici donc l'explication des mots les plus importants.

acné inflammation de la peau qui provoque des boutons.

ADN (acide désoxyribonucléique) grosse molécule en forme de double hélice qui porte les gènes et forme les chromosomes.

anorexie trouble alimentaire dans lequel la personne se prive de manger ou vomit tout jusqu'à mettre sa santé en danger.

aréole cercle foncé qui entoure le mamelon du sein.

bactérie être vivant microscopique constitué d'une seule cellule et responsable de nombreuses maladies.

bisexualité fait d'être attiré par les hommes et par les femmes.

boulimie trouble alimentaire dans lequel on mange beaucoup avant de se faire vomir.

Chromosomes ensembles de petites structures microscopiques qui portent les gènes, à l'intérieur des cellules.

circoncision fait de retirer le prépuce d'un homme, pour des raisons religieuses ou médicales.

clitoris partie sensible du sexe féminin, en forme de petit bouton de peau, qui apporte un plaisir sexuel.

col de l'utérus passage entre l'utérus et le vagin de la femme.

contraception méthode permettant d'éviter la fécondation, pratiquée par la femme (pilule…) ou par l'homme (préservatif…).

éjaculation libération de sperme par le pénis au moment de l'orgasme.

éjaculation nocturne fait d'éjaculer pendant le sommeil sans pouvoir le contrôler.

érection arrivée de sang dans le pénis, qui se raidit afin de pouvoir pénétrer dans le vagin.

fécondation réunion d'un spermatozoïde et d'un ovule qui aboutit à la création d'un œuf.

follicule orifice qui entoure la racine des poils et des cheveux.

gènes instructions codées de manière chimique transportées par l'ADN. Les gènes sont transmis par les parents à leurs enfants grâce aux chromosomes.

hétérosexualité fait d'être attiré par une personne du sexe opposé.

homosexualité fait d'être attiré par une personne du même sexe.

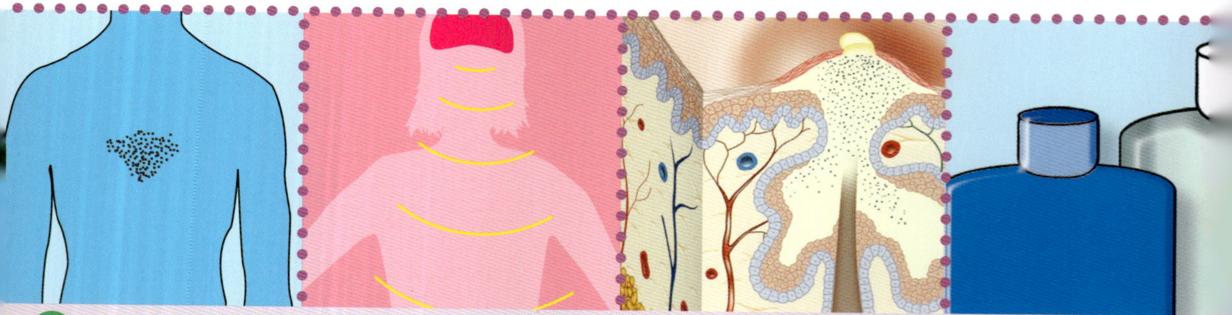

hormone messager chimique fabriqué par des glandes du corps.

hypophyse petit organe fixé au cerveau qui fabrique des hormones sexuelles et de croissance.

Masturbation stimulation des parties génitales sans rapport sexuel. Le mot désigne souvent le fait de se caresser soi-même.

menstruations (règles) écoulement de sang et d'autres substances issues de l'utérus, qui arrive chaque mois. S'arrêtent quand la femme est enceinte.

Œstrogènes hormones sexuelles féminines fabriquées par les ovaires.

orgasme plaisir extrême, en général dû à une stimulation sexuelle. C'est une série de spasmes de plus en plus forts, avec un point culminant intense.
Les hommes et les femmes en ont tous les deux, mais seul celui de l'homme est nécessaire à la reproduction, car il s'accompagne d'une libération de sperme.

ovaires deux organes situés dans l'abdomen de la femme qui fabriquent les ovules et des hormones sexuelles.

pénis organe sexuel masculin servant à transmettre le sperme à la femme lors du rapport sexuel, et aussi à uriner.

pilule méthode de contraception féminine qui se présente sous forme de comprimés à prendre régulièrement.

poils pubiens poils épais et frisés, les premiers à pousser à la puberté, autour des parties génitales.

préservatif étui souple qui se place sur le pénis de l'homme et retient le sperme afin d'éviter la fécondation. Il protège également contre les infections sexuellement transmissibles.

progestérone hormone sexuelle féminine fabriquée par les ovaires.

puberté période où le corps d'un enfant devient adulte et capable de se reproduire.

rapport sexuel échange de caresses au cours duquel l'homme introduit son pénis dans le vagin de la femme.

Sébum substance grasse sécrétée par la peau.

spermatozoïdes cellules sexuelles masculines, fabriquées par les testicules.

sperme liquide qui transporte les spermatozoïdes.

testicules deux organes sexuels masculins où les spermatozoïdes sont fabriqués et stockés.

testostérone hormones sexuelles masculines, fabriquées par les testicules.

trompes de Fallope canaux par où passent les ovules et qui mènent des ovaires jusqu'à l'utérus de la femme.

Urètre tube qui transporte l'urine vers l'extérieur du corps. Chez l'homme, il transporte aussi le sperme.

utérus muscle creux situé dans le ventre de la femme, où grandit le bébé avant la naissance.

Vagin chez la femme, passage qui mène de l'utérus à l'extérieur du corps. C'est par là qu'entrent les spermatozoïdes de l'homme et que sortent les bébés.

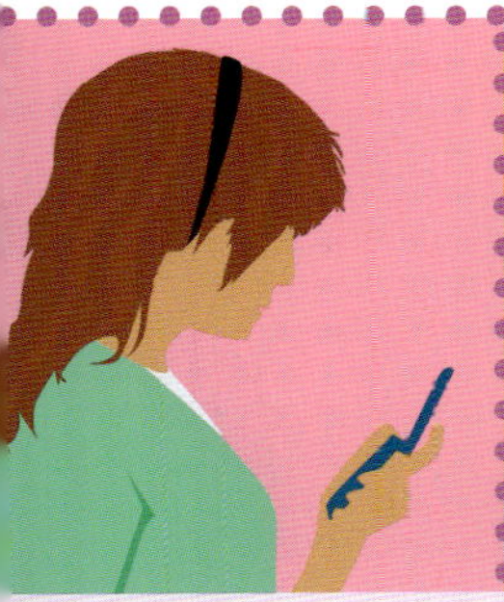

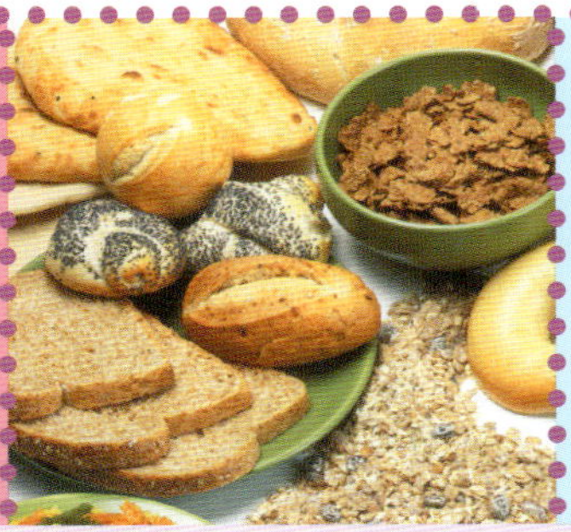

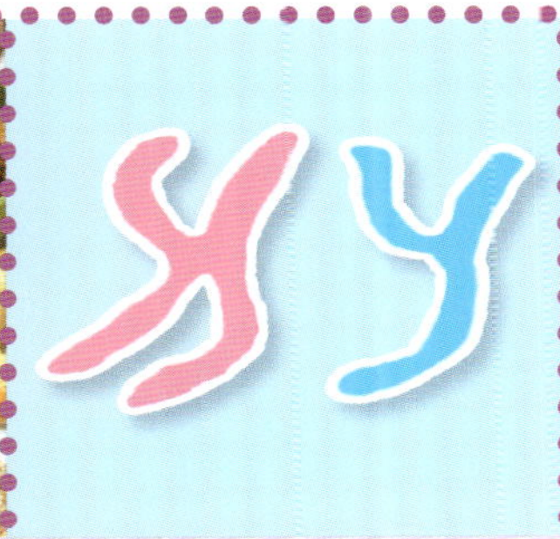

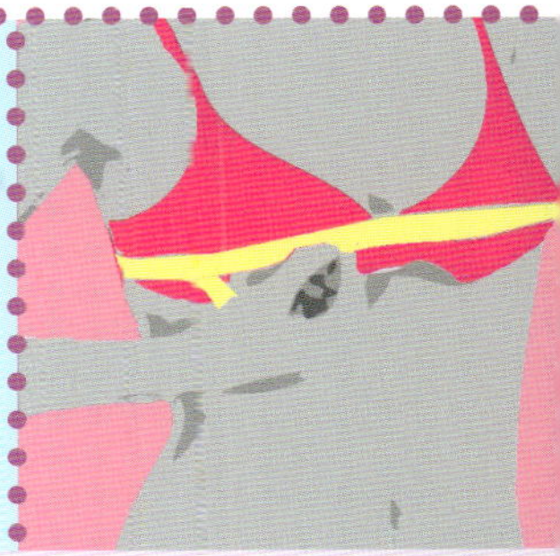

Index

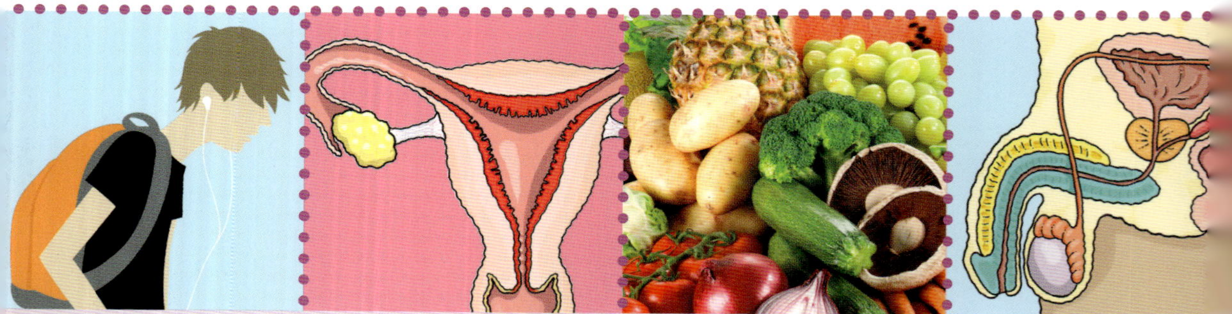

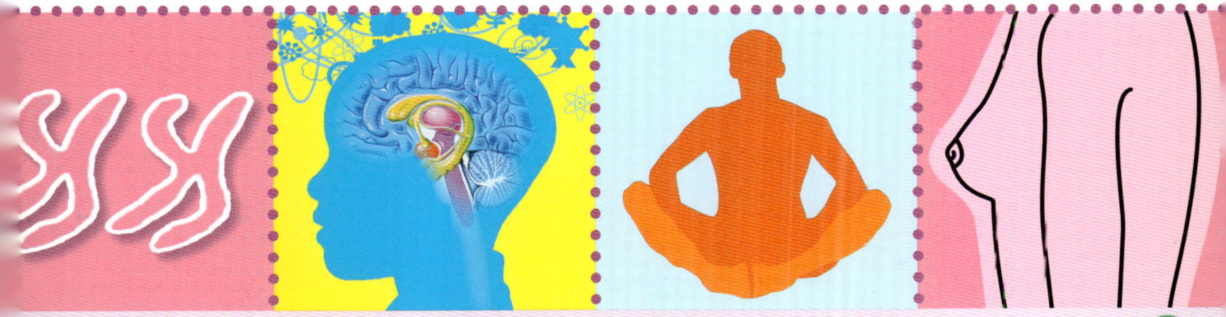

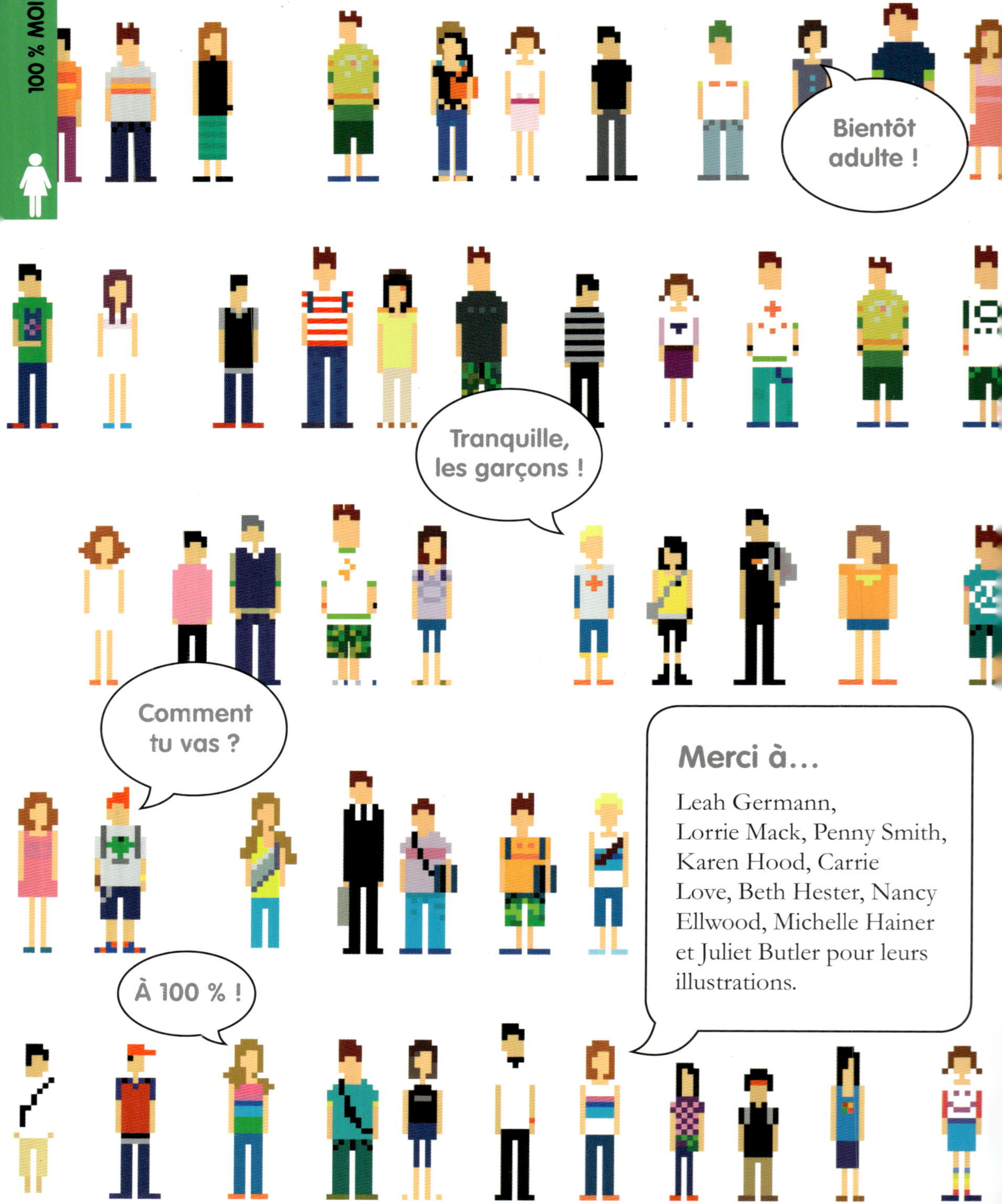

Merci à…

Leah Germann, Lorrie Mack, Penny Smith, Karen Hood, Carrie Love, Beth Hester, Nancy Ellwood, Michelle Hainer et Juliet Butler pour leurs illustrations.